Dr. Carol Rafael

Șapte decenii de medicină

Amintirile unui medic în exil

Ediția a III-a revăzută și adăugită cu ilustrații (ALB-NEGRU)

AmintiridinRomania.com

„Ciclame", acuarelă de Lea Eitan, fostă pacientă la Centrul Geriatric Pardes Hanna. Detalii la pagina 98.

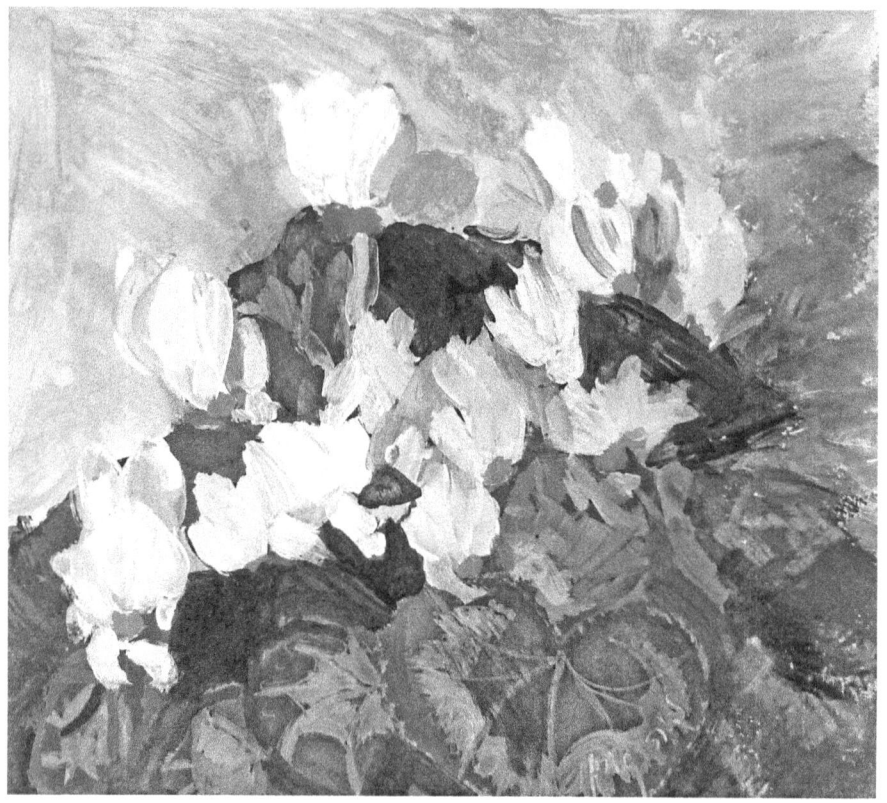

Șapte decenii de medicină: amintirile unui medic în exil
© 2016 Carol Rafael

Ediția a III-a:	Amintirile unui medic în exil, sept. 2018
ISBN:	978-1-7277-6921-0 (ilustrații color)
ISBN:	978-1-7277-6928-9 (ilustrații alb-negru)
Ediția a II-a:	Amintirile unui medic în exil, sept. 2018
ISBN:	978-1-9820-0250-3
Ediția I:	Amintirile unui medic geriatru, aug. 2016
ISBN:	978-1-5371-7468-6

Vezi și:	**AmintiriDinRomania.com**
Tipar:	**bit.ly/autor-amz**
E-book:	**bit.ly/e-carti**, iTunes, Google Play/Books

CUPRINS

Despre Carte 5
Introducere 7

PARTEA I

Copilăria 7
Schimbarea patologiei 10
Medicamente uitate 12
Domiciliu obligatoriu 17

Facultatea de Medicină - Cluj 19

Școala Sanitară Arad 23
Asistent medical la Aeroportul Kogălniceanu 28

Facultatea de Medicină București 29
Lucrarea de diplomă 35
Medic intern 37

Specializarea 43
Asistent universitar 48
Policlinica Pentru Sportivi 51

PARTEA a II-a

Într-o țară nouă 53

Centrul Geriatric 54
Ce este geriatria? 58

Soția 60

Specializarea în medicină internă, a doua oară .. 61
Specialist în medicină internă 67
Apartamentul 69
Vizita în Anglia 71
Incontinența urinară 73

Specializarea în geriatrie 74
Șef de secție 75
Tratamentul cu celule macrofage 78
Ședințele cu echipa multidisciplinară 79
Tratamentul bolnavilor cronici 80

Demența și Psihogeriatria 81
Trazodona 85
Medicația bătrânului 86
Polipragmazia 88

Bani de la pacienți 89

Munca didactică 89
Cercetarea științifică 91

Situații comice și tragi-comice 92
Armata 95

Centrul de zi pentru vârstnici 98
Medic consultant la spitalul de psihiatrie 99
La "hotelul pentru bătrâni" 102
Construirea casei 106
Cabinetul medical 107
Instituția particulară 109

Pensionarea 111

PARTEA a III-a

Opinii medicale personale

Efectul placebo 113
Plantele și medicina 115
Promovarea sănătății 117
Medicina modernă 121

Sistemul medical din România vs. Israel 124
Medicina alternativă 126
Prelungirea artificială a vieții 127
Medicina și dispariția civilizației apusene 128
Pilula anticoncepțională… începutul sfârșitului! 130

Epilog 132
Index 133

Despre cartea „*Amintiri din România Socialistă*" 134
Despre Autor 140

Despre Carte

După debutul de succes cu „**Amintiri din România socialistă**" (vezi pag. 134), autorul își îndreaptă atenția asupra amintirilor legate de medicină și personalitățile medicale întâlnite în copilărie, școala sanitară, cele două facultăți de medicină (Cluj și București), specializările în medicină internă și geriatrie precum și practicarea profesiei până la pensionare.

Dr. Rafael împărtășește din cunoștințele acumulate de-a lungul carierei referitor la pacienți, medici, investigații și tratamente, sintetizând și recomandări generale privind sănătatea. Povestirea se extinde de-a lungul a șapte decenii și ilustrează schimbările istorice în patologia populației, știința

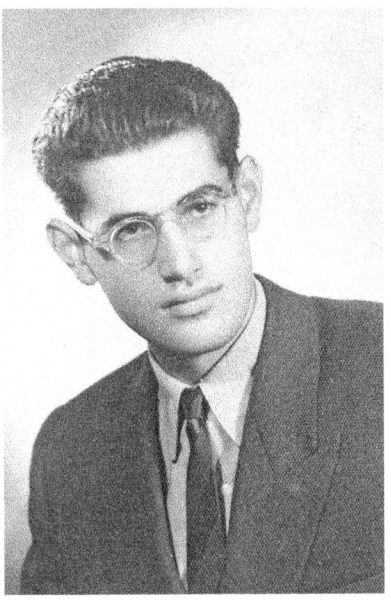

Elev la Școala Sanitară, Arad, 1960

și practica medicală, autorul comparând și sistemul de sănătate din țara natală și cea adoptivă.

Stilul jurnalistic este condimentat cu umor, anecdote, întâmplări și situații inedite, fiind abordabil și ușor de citit și de publicul larg.

La scurt timp după apariție cartea a fost citată în Wikipedia[1].
Dr. Vasile Miclăuș comentează:
> „Cartea este bine gândită și bine scrisă; va avea succes la toți confrații de activitate și la pensionarii lui Hipocrate care au practicat cu dăruire. Apoi merită neapărat distribuită și studenților de la medicină."

„**Șapte decenii de medicină: amintirile unui medic geriatru**" a apărut inițial în 2016. Ediția 2018 a fost revăzută și adăugită cu ilustrații, fiind tipărită cu subtitlul „**Amintirile unui medic în exil**" în două versiuni: ediția color, de lux și ediția alb-negru, mai accesibilă.

---

[1] *vezi articolele: Grigore Benetato, Paul Dăncescu.*

Cât timp nu încetezi să urci,
    treptele nu se vor termina...
        — Franz Kafka

Să nu transmiți o experiență
    înseamnă să o trădezi.
        — Elie Wiesel

INTRODUCERE

Odată cu îmbătrânirea crește fluxul amintirilor care devin o parte tot mai mare și mai plăcută a existenței. Satisfacția ceea mai mare o am însă așternându-le pe hârtie și transmițând și altora o parte din experiența mea de viață!

La mulți ani după pensionare am simțit nevoia să descriu cea mai mare aventură a vieții mele: practicarea medicinii. Am avut privilegiul să am parte de mari profesori, să asist la revoluția tehnică și computerizarea medicinii, să lucrez în medii variate, să îmbin practica medicală cu cercetarea și activitatea didactică și să am relații de muncă plăcute cu personalul.

De-a lungul urcușului continuu ca medic acumulezi nu numai cunoștințe și experiență clinică, dar și o înțelegere tot mai bună a relațiilor complexe dintre pacient, medic, investigații, tratamente și societate.

Deși am lucrat ca medic geriatru în ultimele două treimi a carierei, prezint și amintirile din copilărie legate de medicină, apoi școala sanitară, cele două facultăți, specializarea în medicină internă și, în final, o scurtă analiză a diferențelor pe care le-am observat între practica medicală în România și Israel.

Aceste amintiri, care se extind de-a lungul a aproape trei sferturi de secol, ilustrează marile schimbări care au avut loc în patologia populației, în știința și practicarea medicinii.

Sper ca scrierea mea să aducă o contribuție cât de mică la înțelegerea profesiei de medic și a geriatriei.

COPILĂRIA

În anii '40 și începutul anilor '50 locuiam cu mama în comuna Geoagiu din Ardeal. Tatăl meu decedase când aveam numai patru ani, iar sora mea mai mare, măritată, locuia în altă localitate. Anii copilăriei la țară au fost cei mai frumoși din viața mea.

În sat nu exista curent electric, apa o scoteam din puț, nu era rețea de canalizare. Numai câțiva din sat erau fericiții posesori ai unui aparat de radio cu tuburi electronice, alimentat de un acumulator care trebuia reîncărcat la oraș. Noi nu aveam așa ceva, dar un văr mi-a montat un radioreceptor cu galenă, care nu necesita sursă de curent electric. Aparatul funcționa prin captarea semnalelor de radiofrecvență cu o antenă iar un cristal de sulfură de plumb (galena) detecta undele radio, lăsându-le să treacă numai într-un sens, jucând astfel rolul diodei. Emisiunea se putea asculta prin căști. Din păcate, fiind la mare distanță de stațiile de radioemisie, nu se putea auzi mai nimic (uneori, niște voci abia audibile și neinteligibile). Eram însă foarte impresionat că pot capta semnale din „eter".

Nici vorbă de televizor, calculator, telefon mobil, tabletă etc., dar aveam prietenii și natura cu cele patru anotimpuri. Primăvara asistam la minunea reînvierii naturii. Vara umblam desculț, mă scăldam în râu, pescuiam, adunam ciuperci din pădure. Mai ajutam și în gospodărie, mai ales cu păscutul vacii. Toamna participam la adunarea recoltei și admiram minunatele culori ale frunzelor. Iarna ne hârjoneam în zăpadă, ne dădeam pe ghețuș și mergeam la sănius. Jucăriile ni le „fabricam" singuri: băteam mingea confecționată din păr de vacă, trăgeam cu gloanțe de câlți din „pușca" din lemn de soc, asurzeam vecinii cu „goarna" fabricată din coajă de salcie, etc. Desigur făceam și „prostii": împușcam cu carbid, înfigeam câte o pană de găină într-un ciuline punând astfel „cozi" trecătorilor de pe stradă, mergeam la furat de fructe, etc.

Amintirile legate de medicină, filtrate prin cunoștințele mele de astăzi, arată altfel decât le percepeam atunci. Medicii de circumscripție, Dr. **Cocora**, apoi Dr. **Șteblea**, erau personalități apreciate și respectate. Acești doi medici își practicau meseria cu multă tragere de inimă și chiar pasiune.

Nu exista laborator sau alte mijloace de investigație, iar diagnosticul se baza pe anamneză, examenul fizic (inspecția, palpația, percuția, auscultația) și pe cunoașterea situației sociale a pacientului. În vizitele la domiciliu ale doctorului Cocora și în puținele cazuri în care m-a consultat în cabinetul său particular, nu îmi amintesc să fi înregistrat ceva în scris. Scriptologia era minimă, medicul având o mare putere decizională și o sferă de activitate largă: extracții dentare, vaccinările elevilor, otrăvirea câinilor suspectați că ar putea transmite virusul turbării, etc. Ajutorul medicului era sanitarul, iar circumscripția era prevăzută cu cal și șaretă, pentru ca medicul să poată vizita pacienții din satele afiliate comunei.

Îmi amintesc cum au venit odată la școală și ne-au ordonat să ne dezbrăcăm pentru examinarea medicală preventivă. Când a ajuns la mine, doctorul i-a dat dispoziție sanitarului să mă tundă. Într-adevăr, aveam părul lung, iar la școală ne obligau să ne tundem chilug pentru prevenirea infestării cu păduchi. Și eu m-am „pricopsit" de vreo două ori cu câțiva, iar tunsoarea era o metodă eficientă de a scăpa de ei. Desigur, după tunsoarea grosieră a sanitarului a trebuit să merg la frizer.

Nu îmi aduc aminte ca acești medici destoinici să-mi fi recomandat ceva cu care să nu fiu de acord astăzi. În schimb, deoarece eram slab și mâncam sub așteptările ei, mama m-a dus la un medic particular din Orăștie. Acesta mi-a făcut o radioscopie toracică și abdominală fără rost, mi-a prescris injecții intramusculare dureroase de gluconat de calciu cu vitamina C și mi-a recomandat tratament cu raze ultraviolete. În afara faptului că acest tratament nu avea indicație, a făcut abstracție de faptul că mâncam fructe și verdețuri din belșug și eram bronzat, fiind expus zilnic razelor solare. Dar copilului trebuie să i se prescrie ceva ca mama să fie mulțumită, iar doctorul trebuie să trăiască și el!

Desigur, acest tratament nu mi-a afectat sănătatea, dar la începutul secolului bunicul meu matern a murit la cincizeci și ceva de ani fiind intoxicat cu o soluție de sare de argint (probabil azotat), prescrisă de medicul de familie. Bunicul suferea de o afecțiune biliară acută, probabil colecistită, iar după teoria fantezistă a medicului, argintul trebuia să se depună în căile biliare, „protejându-le". Pe vremea aceea nu exista noțiunea de malpraxis și, desigur, medicul nu a fost chemat în instanță.

În timpul copilăriei mele mortalitatea era ridicată, inclusiv în rândul copiilor și tinerilor. Oamenii priveau moartea cu mai multă înțelegere decât astăzi, aceasta ținând de hotărârea Celui de Sus, de soartă sau de ghinion. Zicala vremii: „Un medic bun se formează după ce umple o jumătate de cimitir!"

Într-o zi, la ora prânzului, am auzit o bubuitură puternică. Am ieșit în grădină, m-am plimbat în jurul casei, dar nu am văzut nimic. După un timp, l-am zărit pe doctorul Cocora într-o trăsură cu caii gonind.

Ulterior am aflat ce s-a întâmplat. Pe malul râului Geoagiu, la un km în amonte de casa noastră, locuiau câteva familii de țigani. Tinerii au găsit un proiectil pe care probabil că l-au lovit, proiectilul explodând și omorând șase adolescenți, câte doi frați din trei familii. La sosirea doctorului unii încă mai trăiau. Unul a cerut și a fumat o țigară înainte de a-și pierde cunoștința. Medicul era neputincios: nu avea în dotare perfuzie intravenoasă, nu existau mijloace de evacuare rapidă, iar la spital nu exista secție de terapie intensivă sau de traumatologie. Așa era medicina pe vremea aceea, iar oamenii nu-și închipuiau că ar putea fi altfel. Tragedia a avut răsunet în sat. S-a făcut o înmormântare mare la care mulți au lăcrimat, iar după obiceiul locului, fiind tineri, la mormântul fiecăruia s-a înfipt câte un brad înalt de câțiva metri împodobit cu panglici de hârtie colorată.

SCHIMBAREA PATOLOGIEI

Desigur, patologia se schimbă de-a lungul deceniilor. Pe vremea copilăriei mele, morbiditatea și mortalitatea erau dominate de patologia infecțioasă: tifos exantematic, scarlatină, difterie, reumatism poliarticular acut, febră tifoidă, poliomielită, tuberculoză, sifilis și altele. Sugarii mureau de boli diareice. Bolile parazitare ca malaria, pediculoza, râia, ascaridioza, oxiuraza, etc. erau frecvente.

În anii '40, unchiul meu de 77 ani a fost diagnosticat cu pneumonie de către doctorul Șteblea. Doctorul îl vizita în fiecare zi, îl examina și îi injecta intramuscular o soluție dintr-o ampulă mare. Nu știu care era conținutul ampulei, dar nu era penicilină.[2] După câteva zile, ne-a

---

[2] Doctorul ne-ar fi spus desigur dacă ar fi folosit penicilină. Acest "medicament minune", a fost descoperit de Alexander Fleming în 1928 dar efectul miraculos în infecții a fost recunoscut abia un deceniu mai târziu. Producția în masă a început în 1942 în America, în România importându-se din 1948, scump și în cantități limitate. În 1955-'56 a început producția de penicilină la Iași, inițial în cantități mici. După unele estimări, penicilina a salvat viața a 12-15% din soldații Aliaților în al doilea război mondial și a 200 milioane persoane la nivel mondial până în prezent. Puterile Axei (inclusiv România), neavând acces la penicilină, foloseau numai sulfonamide, bacteriostatice mai puțin eficiente.

anunțat că boala progresează, prognosticul fiind sumbru. Doctorul continua să vină zilnic și să-i administreze injecția deoarece: „Trebuie să ne facem datoria!". După câteva zile unchiul a decedat.

În literatura de specialitate de limba engleză, unii se refereau la pneumonia bacteriană ca „prietenul bun al bătrânului". Pe vremea aceea erau mult mai puțini bătrâni și în special mai puțini bolnavi dependenți (care necesită asistență zilnică).

Îmi amintesc de o femeie tânără din vecini care a murit în urma unei stenoze mitrale reumatice, după o suferință de mai mulți ani. O altă tânără a decedat de endocardită lentă.

În comuna Geoagiu funcționa un sanatoriu pentru tuberculoși. Un tânăr înalt și frumos, pe care-l cunoșteam din Deva, se internase în sanatoriu și venea din când în când la noi să ne viziteze. După un timp am aflat că a murit. În cimitirul din Geoagiu se găseau zeci de morminte proaspete a celor decedați în sanatoriu. Se pare că mortalitatea era mai mare primăvara și la începutul verii, posibil din cauza scăderii vitaminei D din organism în cursul iernii.

La școală medicul de circumscripție ne-a efectuat testul la tuberculină. Majoritatea elevilor aveau testul slab pozitiv, semn că se infectaseră cu bacilul Koch și făcuseră complexul primar, dar nu erau bolnavi. Era un fel de vaccinare naturală, dar bacilul tuberculozei rămânea în organism și, în cazul unor condiții favorabile, boala se putea declanșa.

În anul trei de medicină, la semiologie, asistentul ne-a atras atenția: „La orice bolnav care vine cu o simptomatologie cronică gândiți-vă și la posibilitatea acestor două afecțiuni: tuberculoza și sifilisul".

De-a lungul deceniilor multe boli au dispărut sau au devenit mai rare în urma folosirii antibioticelor, a vaccinurilor și altor metode de tratament și prevenire. Odată cu prelungirea speranței de viață însă a crescut prevalența cancerului și a bolilor degenerative. Desigur, patologia variază semnificativ în funcție de țară și zonă geografică.

Medicamente uitate

Pe vremea tinereții mele existau câteva medicamente simple, ieftine și eficiente, dintre care unele au dispărut fără urmă.

Sulfatul de cupru (piatra vânătă, $CuSO_4$)

Se utilizează în agricultură, iar în trecut, datorită proprietăților fungicide, pesticide și antimicrobiene se folosea în amestec cu floare de sulf (pulbere obținută prin sublimarea sulfului) la tratamente locale cutanate. Sulful are proprietăți cheratolitice, antimicrobiene, fungicide și antiparazitare. Deși acest amestec era considerat toxic, iritant, fiind indicat a se evita contactul cu ochii, în cantități mici avea un efect prompt în „bubele dulci" (impetigo) și în infecțiile cutanate minore.

Copil fiind, aveam o mică plagă infectată la bărbie după o excoriație. Dr. Cocora m-a invitat la el în cabinet. Tremuram de frică, având impresia că o să-mi deschidă rana cu bisturiul. Întrebându-l dacă o să mă doară, și-a dat seama de spaima mea și a invitat-o pe fiica lui, Dorina, mai mică decât mine cu un an. A rugat-o să-mi arate semnul unde avusese și ea o plagă tratată de dânsul și ea m-a asigurat că tratamentul n-a fost dureros. Doctorul știa și psihologie, empatia și consolarea făcând parte din arsenalul medicului. Apoi a îndepărtat aproape fără durere crusta plăgii, a pus o cantitate mică (cât un bob de grâu) din acest amestec și l-a fixat cu un plasture, după care rana s-a vindecat repede.

Acest remediu practic gratuit putea fi preparat de către medic, nefiind îngrădit de legislație și, spre deosebire de antibiotice, nu dădea naștere la tulpini microbiene rezistente la tratament.

Stricnina

Este un alcaloid toxic extras din semințele arborelui Stychnos nux-vomica, nativ în zonele tropicale și subtropicale din Asia de sud-est și Australia. Este una dintre cele mai puternice otrăvuri, ingestia unei doze de peste 50 mg fiind de obicei fatală. Ingerat, inhalat sau absorbit prin mucoasa orală sau conjunctivală poate produce convulsii musculare și moarte prin asfixie. Efectul este produs în urma excitării sistemului nervos central, prin blocarea receptorilor neurotransmițătorului inhibitor de glicină și scoaterea din funcțiune a neuronilor inhibitori. A fost folosit în momeli pentru exterminarea câinilor, șobolanilor și a altor vertebrate.

Pe când eram elev în clasele primare aveam un câine lup blând, care circula liber prin gospodărie. Într-o zi, o pisică urmărită de un vecin pe care-l zgâriase a intrat la noi în grădină. Câinele nostru a atacat pisica, dar aceasta a reușit până la urmă să fugă. Vecinul s-a plâns că pisica ar putea fi turbată.

A doua zi, a intrat la noi în curte doctorul Cocora și a întrebat dacă acesta este câinele care a atacat pisica. La răspunsul afirmativ al mamei, fără să spună nimic, i-a aruncat o bucată de cârnat cu stricnină, pe care câinele a înghițit-o imediat. Câinele a murit greu, în chinuri, după convulsii repetate. Probabil înghițise cârnatul fără să-l mestece și otrava s-a eliberat treptat. Mai aveam doi câini de pază legați. Văzând chinurile câinelui lup în urma administrării stricninei, doctorul a apelat la un vecin care avea armă de vânătoare, ca să-i împuște. Acțiunea a fost motivată prin faptul că virusul turbării le-ar fi putut fi transmis de către câinele lup, chiar dacă ei nu avuseseră contact direct cu pisica.

Țineam mult la câini și am fost foarte afectat. După mulți ani am aflat că exterminarea câinilor a fost de prisos. Câinele lup ar fi putut să fie ținut în carantină, iar cei doi câini legați nu puteau contacta boala de la el, acesta neavând niciun simptom și la numai o zi din posibila perioadă de incubație. Dar doctorul Cocora își conducea circumscripția cu multă autoritate și era foarte respectat de către cetățeni, deciziile nefiindu-i puse la îndoială.

Spre sfârșitul secolului XIX și începutul secolului XX stricnina era utilizată în doze mici pentru stimularea performanțelor atletice și ca stimulent de agrement, fiind asemuită cu cafeaua. De fapt, între ele există o asemănare moleculară și ambele blochează receptorii de glicină, efectul cafelei fiind însă mult mai slab. După cuvintele eroului lui *H. G. Wells* din romanul „*Omul invizibil*", „*Stricnina este un mare tonic pentru scoaterea moliciunii din om*". [3]

---

[3] *În anul 1949 Woodward descoperă structura stricninei și în 1954 se începe sinteza ei, substanța fiind utilizată ca medicament. S-a utilizat în tulburări variate ale aparatului digestiv, circulator, respirator, ale sistemului nervos central, etc. Utili-*

Prin anii '50, mama, care suferea de artrită reumatoidă, se plângea de o astenie pronunțată, spunând că se simte „complet lipsită de putere". Dr. Nusbacher din Aiud i-a administrat câteva injecții intramusculare cu stricnină, care au tonificat-o rapid.

Nitratul de argint (AgNO₃)

În anul 1961 eram elev la Școala Sanitară din Arad. Deodată am simțit dureri în gât și, uitându-mă în oglindă, am văzut niște puncte roșii care au evoluat apoi foarte repede spre niște depozite albe și ulcerații extrem de dureroase.

Doctorul **Vasile Luștrea** (1909-1980), șeful laboratorului de bacteriologie la care făceam practică, mi-a recoltat secreție din gât și în frotiurile preparate a văzut la microscop câțiva bacili fuziformi. În urma aspectului clinic și bacteriologic a suspectat că este vorba de angina ulcerogangrenoasă pseudomembranoasă fuzospirilară Plaut-Vincent, cauzată de o asociație de bacili fuziformi și spirili.

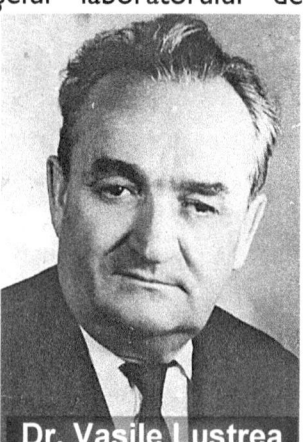
Dr. Vasile Luștrea

Medicul de circumscripție mi-a prescris injecții cu penicilină și bismut (bismutul se folosea în tratamentul sifilisului cauzat de spirocheta palidum). Tratamentul fiind ineficient și plângându-mă în continuare de dureri, mătușa mea m-a dus la un medic ORL-ist cunoscut. Uitându-se în gât, mi-a spus că diagnosticul este probabil corect și că într-adevăr, afecțiunea este foarte dureroasă. Tratamentul a constat în atingerea ulcerațiilor cu o soluție diluată de nitrat de argint. Mi-a dat acasă o sticluță cu soluție și m-a instruit cum s-o folosesc. Efectul a fost prompt, cu scăderea imediată a durerilor, apoi vindecarea și dispariția leziunilor.

Nitratul de argint are proprietăți antiseptice, astringente, iar în concentrații mari, caustice. În anul 1881 Credé a introdus folosirea

zarea medicală a fost însă abandonată din cauza pericolului de toxicitate, substanța putându-se acumula prin folosire mai îndelungată, mai ales la cei cu afecțiuni hepatice.

unei picături din soluția diluată în ochii nou născutului pentru prevenirea gonocociei oftalmice care poate duce la orbire. În concentrații de 0,5% se folosea în comprese umede aplicate pe leziuni cutanate zemuinde infectate (arsuri, ulcere, eczeme). Se mai folosea ca hemostatic în sângerările nazale. Sub formă de creioane, poartă denumirea de piatra iadului (lapis infernalis). Se utilizează la cauterizarea țesuturilor (veruci, țesut exuberant de granulație). Dacă se acumulează în organism, poate da argirie (argiroză) – o pigmentare gri-albăstruie permanentă a pielii și organelor, o problemă cosmetică fără alte consecințe.

Astăzi nitratul de argint se folosește mult mai puțin; au fost cazuri când greșeli grosolane în concentrația substanței au provocat arsuri grave.

Bismutul (Bi)

Prin anii '70, sărurile de bismut se foloseau pe scară largă în tratamentul ulcerului gastric și duodenal. De asemenea, se utilizau în tratamentul diareii.

Compușii acestui metal greu au fost mult folosiți în trecut în tratamentul sifilisului. Injectam lichidul lăptos intramuscular, în serii repetate. La unii pacienți apăreau calcificări la locurile injectării substanței. Când vedeam pe filmul radiologic aceste calcificări în zonele fesiere, știam că pacientul a primit în trecut tratament antisifilitic.

Astăzi se mai folosește subsalicilatul de bismut în tratamentul diareii acute și se pare că o parte din acțiunea antimicrobiană se datorează acidului salicilic rezultat prin hidrolizarea substanței în tractul digestiv.

După descoperirea agentului *Helicobacter pylori* implicat în producerea ulcerului gastro-duodenal, s-a constatat că asocierea bismutului cu antibioticele favorizează eliminarea microbului.

Albastrul de metilen ($C_{16}H_{18}ClN_3S$)

A fost descris ca primul medicament complet sintetic, fiind folosit în medicină în 1891 de către Paul Guttmann și Paul Ehrlich pentru tratamentul malariei. Acest colorant cu proprietăți reducătoare, antimicrobiene, fungicide și antiparazitare a fost și este încă folosit în multe domenii medicale.

Tratamentele locale aplicate pe piele și mucoase cu acest produs, utilizate pe larg în timpul copilăriei mele, au dispărut. Pe vremea aceea sufeream de angine repetate și trenante (chiar și după efectuarea amigdalectomiei), însoțite de febră și stare generală proastă. Mergând la dispensarul medical, o doctoriță tânără mi-a aplicat badijonări cu albastru de metilen cu efect prompt, simptomele dispărând complet după două sau trei aplicări locale, mult mai repede decât de obicei.

Violetul de gențiană ($C_{25}N_3H_{30}Cl$)

Cu proprietăți antimicotice și antimicrobiene, era folosit în candidoze, eczeme, ulcere cronice, etc.

Rivanolul

Antiseptic organic de culoare galbenă, acționa prin combinarea cu acidul nucleic microbian, deranjând procesele sale esențiale. Nu era iritant și nu perturba fagocitoza.

Cloratul de potasiu ($KClO_3$)

Era folosit sub formă de gargară în infecțiile buco-faringiene. Efectul terapeutic se baza pe proprietatea oxidantă a substanței. Cloratul de potasiu se poate transforma cu relativă ușurință în clorura de potasiu (KCl), fiecare moleculă eliberând trei atomi reactivi de oxigen în stare născândă. Având în jur de 11 ani, habar nu aveam de toate acestea.

Un amic de al meu, elev de liceu, m-a învățat cum puteam face un amestec exploziv cu această substanță. M-a povățuit să cer de la farmacist clorat de potasiu pentru gargară și să fac rost de undeva și de sulf floare. Nu mai țin minte sub ce pretext am obținut câțiva lei de la mama, iar farmacistul mi-a eliberat substanța fără bănuieli. Pe atunci se eliberau la farmacii multe medicamente fără prescripție medicală. Sulf floare aveam acasă în magazie, acesta fiind utilizat împreună cu varul stins la prepararea soluției pentru stropitul pomilor.

Amicul meu a amestecat cele două pulberi într-o proporție de 2:1 în favoarea sulfului. A învelit mici cantități din amestec în bucățele de hârtie, confecționând „cocoloașe". Am cărat toporul și butucul de crăpat lemne în fundul grădinii pentru ca mama să nu audă bubuiturile. Amicul a așezat un cocoloș pe butuc și m-a îndemnat să-i dau o lovitură puternică cu muchia toporului. S-a produs o explozie care a împrăștiat în aer mici bucățele de hârtie și miros de pucioasă, bubuitura înfundându-mi urechile. Amicul mă povățuise să țin gura deschisă în timpul exploziei ca să-mi protejez urechile. Spre desfătarea mea, mi-a dat voie să detonez toată „muniția". Am intrat în casă cu urechile înfundate, dar foarte mândru de isprava noastră.

Domiciliu obligatoriu

Din păcate, această perioadă frumoasă a copilăriei la țară a fost brusc întreruptă. Autoritățile comuniste au deposedat-o pe mama de proprietățile pe care le aveam în Geoagiu, iar în anul 1952 am fost deportați împreună cu domiciliu obligatoriu în orașul Aiud.[4]

Mama, care suferea de artrită reumatoidă, nu putea să muncească. După absolvirea a șapte clase, neavând nici o sursă de venit și nefiind primit la nici o școală, deoarece eram „fiu de moșier", am început să lucrez la 14 ani ca muncitor la fabrica de produse metalice „Oțelul" din Aiud.

În 1953 aveam 15 ani și lucram în schimburi. În toamnă mi-au apărut dureri în regiunea epigastrică, inapetență și vărsături repetate. Mama mi-a dat praf de bicarbonat de sodiu care nu m-a ajutat; m-a dus atunci la cabinetul doctorului **Nusbacher**. Acesta era foarte expeditiv; m-a așezat imediat la un aparat Roentgen, mi-a dat să înghit bariu, apoi mi-a propus să mă internez la spital, unde era șef de secție la Medicină Internă. Aici a efectuat încă o radioscopie baritată și le-a explicat medicilor care asistau la operațiune că este vorba de gastrită.

Perioada internării în spital mi-a rămas în memorie ca o amintire plăcută. Nu mai trebuia să lucrez în schimburi de noapte, mă delectam cu odihna plăcută în pat, vărsăturile au dispărut și durerile s-au diminuat considerabil cu dieta de spital și tratamentul cu „praf de saturație" care conținea printre altele și o sare de bismut. Citeam cu nesaț manualul de texte literare pentru clasa a opta, unde mă înscrisesem la „fără frecvență", după ce întrerupsesem studiile școlare

---

[4] *mai multe detalii în* „***Amintiri din România socialistă***".

timp de un an. După externare am primit concediu medical şi treptat am revenit la normal. Astăzi nu exclud posibilitatea să fi avut o gastrită provocată de *Helicobacter Pylori*.

Dr. Nusbacher a avut un sfârşit tragic. După ce a cerut emigrarea familiei în Israel, a fost mutat cu serviciul în Munţii Apuseni, la Remetea. Într-o zi, când făcea naveta la locul de muncă în cabina unui autocamion, maşina s-a prăvălit într-o prăpastie şi a murit pe loc. Era un medic priceput, cu experienţă, pasionat de profesie, pus la punct cu noutăţile din medicină şi apreciat de pacienţi.

În timp ce lucram la fabrică, aveam un secret: eram înscris la liceu, la cursurile fără frecvenţă. Pe atunci, liceul dura doar 3 ani; după cele 7 clase elementare, absolvenţii clasei a X-a putând să se prezinte la examenul de bacalaureat. După munca monotonă de opt ore pe zi la fabrică, descoperisem o lume nouă. Îmi plăceau în special fizica, chimia, astronomia, dar şi anatomia, biologia şi psihologia. Manualele, probabil traduse din limba rusă, erau concise, dar foarte clare. La matematică nu se învăţa geometrie analitică, calcul diferenţial şi integral. Mă descurcam destul de bine cu materia, mai ales că un prieten de la cursul de zi mă mai ajuta la problemele pe care nu le puteam rezolva. La limba română nu exista manual, ci doar o carte de texte literare. Am împrumutat notiţele prietenului de la cursul ţinut de către profesorul de la liceu. Dădeam examene şi din istoria şi geografia URSS; cel mai mare handicap al meu era însă la limba rusă.

Nu studiam manualele în paralel ci, după ce terminam de învăţat o materie pentru un semestru întreg, treceam la materia următoare (examenele fiind semestriale). Sesiunile de examene erau un fel de „sărbătoare" pentru mine. Îmi luam concediu fără plată şi studiam intens, reuşind să trec toate examenele.

În 1956 am promovat examenul de bacalaureat, după care m-am hotărât să mă prezint la examenul de admitere la Facultatea de Medicină din Cluj (la Institutul Medico-Farmaceutic - I.M.F. Cluj - care a devenit independent de Universitatea din Cluj în 1948). Deşi aş fi preferat ingineria, m-am decis în favoarea medicinii, gândindu-mă că lucrând ca medic de ţară voi fi mai puţin „puricat" cu dosarul meu „prost", de „fiu de chiaburi", decât dacă aş fi fost inginer. Se dădeau probe scrise sau orale din anatomie şi fiziologie, fizică, chimie, biologie, limba română şi limba rusă. Fiind 11 candidaţi pe un loc, am înţeles că pentru a reuși trebuie să fii bine pregătit la toate materiile. Unii învățau anatomia și fiziologia după manuale universitare, dar neglijau alte materii.

Verificând lista afișată a celor admiși, am aflat că am reușit! După ce fusesem muncitor în fabrică timp de patru ani, nu-mi venea să cred că voi fi student și simțeam o bucurie fără margini.

FACULTATEA DE MEDICINĂ - CLUJ

Am început facultatea cu multă hotărâre și entuziasm, dar nu aveam bani. Deși învățământul era gratuit, a trebuit să lucrez ca să mă pot întreține. În timpul vacanțelor de vară aveam o muncă plăcută într-o pepinieră, unde mă „specializasem" în „inelatul" puieților de pomi fructiferi.

Nivelul învățământului universitar mi s-a părut un salt enorm față de ce cunoscusem până atunci. Anatomia mi se părea deosebit de grea. Luptam din greu să rețin noianul de date, care refuzau să se fixeze în memorie. Vorba aceea: „Anatomia se învață de 7 ori și se uită de 6!".

În schimb, îmi sunt vii în memorie mai mulți profesori, unii dintre ei impresionându-mă prin bogăția cunoștințelor, talentul pedagogic, felul de a se comporta.

Profesorul Ion Gabriel Russu (1904-1969) - anatomie

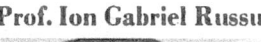

Prof. Ion Gabriel Russu

Prima dată l-am întâlnit la examenul de admitere. Așteptam să se deschidă sala de examinare, fiind programat primul la examenul oral într-una din după-amiezi. Ședeam pe un scaun pe hol, iar lângă mine se afla un bărbat între două vârste cu burta mare, îmbrăcat în loden[5] și purtând pe cap o bască. Am crezut că

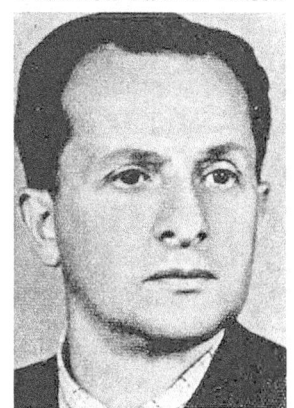

---

[5] palton ieftin impermeabil din lână din care nu s-a extras lanolina, produs inițial de țăranii austrieci.

este un om de serviciu şi l-am întrebat dacă examenul este greu. Mi-a răspuns zâmbind că, dacă ştii materia, nu este greu. Surpriza a fost mare însă când am intrat la examen deoarece, de fapt, chiar el era profesorul care urma să mă examineze.

În timpul examenului, consulta mereu manualul de anatomie din liceu, ca nu cumva să pună o întrebare al cărei răspuns nu s-ar fi aflat acolo. Am făcut faţă destul de bine întrebărilor, luând nota 8. Deşi avea cunoştinţe aprofundate de anatomie, cursurile sale nu erau prea interesante. În colaborare cu Z. Iagnov şi F. Repciuc, a publicat mai multe cărţi de anatomie.

Studenţii compuseseră o poezioară:
„O enigmă? Nu de fel.
Întâi burta, apoi el,
Este Russu Gabriel!"

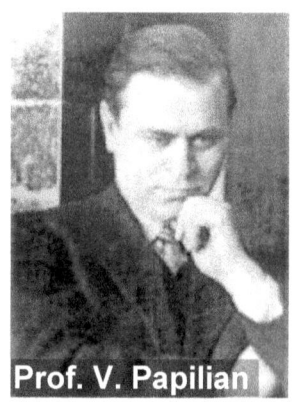
Prof. V. Papilian

A fost elev al profesorului **Victor Papilian** (1888-1956), din ale cărui manuale am învăţat anatomia. V. Papilian era nu numai anatomist, ci şi scriitor şi muzician. O perioadă a fost chiar director al Teatrului Naţional şi al Operei Române din Cluj. În 1950, regimul comunist l-a condamnat la 10 ani închisoare ca adept al „ideologiei burgheze" şi pentru „atitudine refractară ideilor socialiste".

Se spunea că I. G. Russu ştia pe de rost monumentala lucrare în patru volume a anatomistului francez Leo Testut, „Traité d'anatomie humaine". De asemenea se zvonea că este afemeiat. Şi, într-adevăr, se pare că Gabriel Russu a murit de paralizie generală progresivă, dată de sifilis.

Prof. Grigore Benetato (1905 Chişinău -1972 Bucureşti), **fiziologie**

Autoritate ştiinţifică recunoscută pe plan internaţional, membru al Academiei şi colaborator al marelui fiziolog Daniel Danielopolu, era o somitate. Având pregătire de chimist în Germania, a imprimat fiziologiei o orientare analitică şi biochimică.

Pentru studiul fiziologiei cerebrale, a conceput împreună cu câţiva colaboratori o metodă originală a „capului izolat" la câine, ceea ce i-a adus notorietatea pe plan mondial, fiind invitat în multe ţări să facă demonstrații cu această tehnică.

Profund cunoscător al mecanismelor fiziologice ale efortului fizic, a contribuit la fundamentarea științifică a fiziologiei muncii și a culturii fizice în România.

Bondoc, cu plete și fața leonină, cu ușor accent basarabean, preda cursurile cu mult entuziasm, fiind unul dintre profesorii preferați ai studenților.

Prelegerile lui m-au făcut să îmi placă și să aprofundez fiziologia. Uneori făcea demonstrații de fiziologie pe câini aduși în amfiteatru[6].

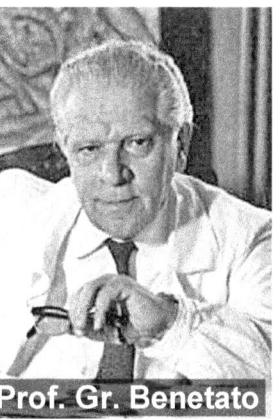
Prof. Gr. Benetato

Profesorul Ion (Ioan R.) Manta (1900–1979), biochimie

Fiind printre fondatorii biochimiei medicale la Facultatea de Medicină clujeană, m-a impresionat prin exigența și exactitatea lui. Intra la curs exact la ora planificată și imediat, fără introducere, începea să expună cursul. După intrarea sa ușa de acces era încuiată, astfel că cei întârziați nu mai puteau să intre. La fel, termina cursul „la minut", la ora planificată, după care părăsea sala. Deși biochimia este o materie cam seacă, știa să expună materia în mod sistematic, logic și atrăgător. Era împotriva consumului de alcool, explicându-ne cu o expresie a feței ce exprima dezgust, că omul bea excreția drojdiei de bere! Având în vedere exigența sa, examenul de biochimie nu era ușor.

Fusese șeful catedrei între 1936-1949, după care a fost arestat și închis de regimul comunist pentru aproape trei ani (1949-1951), deoarece fusese în vizită în Germania de câteva ori în timpul războiului. De fapt fusese trimis acolo pentru a procura echipament și materiale consumabile pentru laboratoarele universității[7]. În 1952 a fost reangajat, inițial la Facultatea de Farmacie, trecând la Medicina în 1953 și redevenind șeful departamentului între 1954 și 1969.

---

[6] *Amfiteatru este un teatru dublu, circular și descoperit cum este Colosseumul din Roma, dar se utilizează și pentru săli cărora termenul de teatru ar fi mai potrivit.*

[7] *Cristian Bârsu: Testimonials about the life of prof. Ion Manta: a victim of the communist regime. Clujul Med. 2013; 86(4): 388–390, Nov 6*

Profesorul Ioan Goia (1892-1982), semiologie

A fost întemeietorul semiologiei medicale din Cluj, primul curs fiind predat în anul 1919.

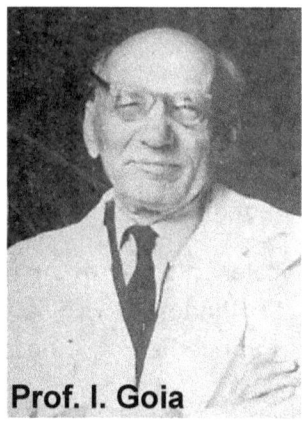

Prof. I. Goia

Cu toate că am participat la puține cursuri predate de el, m-a impresionat personalitatea sa. Deși bătrân, ușor gârbovit, avea privirea pătrunzătoare și ușor ironică. La cursuri aducea în amfiteatru pacienți, pe unii dezbrăcându-i complet, spunându-le: „Toți aceștia sunt doctori!". Scotea pe câte unul dintre noi să examinăm pacientul și să ne spunem părerea. Fiind novici în materie, ne încurcam de multe ori, stârnind râsetele colegilor. Profesorul stătea în mijlocul amfiteatrului cu siguranța „actorului principal", noi participam la „reprezentație", iar noțiunile de semiologie ni se fixau în memorie.

Biofizica

Cursurile de biofizică erau destul de slabe, încâlcite și plictisitoare, dar lucrările practice erau foarte bine puse la punct. Într-o sală mare erau o mulțime de mese, la fiecare efectuându-se un alt experiment. La fiecare ședință ne roteam, trecând la altă masă. Înainte de a veni la lucrări trebuia să citim despre cum se execută experimentul. Efectuam independent lucrarea, iar rezultatul i-l comunicam șefului de lucrări. Nu puteam să ne inspirăm de la colegii care făcuseră deja lucrarea, parametrii experimentului fiind schimbați după fiecare ședință.

Trebuia să înțelegem principiul experimentului, cum funcționează aparatul la care lucrăm, să executăm exact fazele descrise în carte și să efectuăm calculele necesare. Îmi plăcea această muncă independentă, aflând doar la urmă dacă am lucrat corect. Ajungând la examenul practic de sfârșit de an, șeful de lucrări m-a anunțat că am fost scutit de examen deoarece am obținut rezultate corecte la toate experimentele.

Profesorul Victor Preda (1912-1982), biologie

Într-o perioadă în care genetica era complet negată, acesta a avut curajul să ne învețe bazele geneticii, începând cu legile lui Gregor Mendel. Noi ascultam fascinați expunerile lui convingătoare. Îl mai amintesc pe exigentul prof. **Cornel Crișan** (1895-1958) de la histologie.

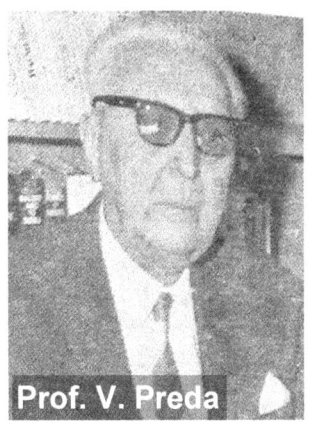

Prof. V. Preda

Desigur, ni se mai preda si materialismul dialectic și limba rusă. După reprimarea revoluției din Ungaria din anul 1956 și în România au crescut vigilența și măsurile represive ale regimului comunist.

Exmatricularea

Spre sfârșitul anului 1958, în timpul anului trei al facultății de medicină, am fost exmatriculat împreună cu încă șapte studenți. Motivul invocat era situația economico-socială a părinților, foști „chiaburi" (mama avea încă domiciliu obligatoriu la Aiud, acesta fiindu-i ridicat abia după 11 ani, în 1963, la vârsta de 66 de ani).

A fost o lovitură foarte grea dar știam că disperarea nu ajută, ci trebuia să lupt, să găsesc alte soluții și să încerc să mă ridic din nou. Prima mea reacție a fost să vizionez toate spectacolele din Cluj iar a doua, să-mi caut un loc de muncă. Am lucrat ca fochist într-o fabricuță, apoi ca muncitor necalificat pe un șantier. Aici se lucra cu mult avânt la construirea unor mari hale industriale și eram bine plătiți. Dacă era nevoie, se turna beton și duminica. Păcat că astăzi s-a ales praful de toate acele mari investiții!

ȘCOALA SANITARĂ ARAD

Având experiența primilor ani ai facultății de medicină, m-am hotărât să încerc să intru la o școală sanitară. M-am prezentat la Școala Sanitară din Arad, unde secretarul școlii mi-a recomandat să dau examen de admitere la secția de igienă, unde sunt mai puțini candidați decât locuri și se primesc și persoane de „categoria a treia".

Cei trei ani petrecuți la Școala Sanitară au fost dintre cei mai plăcuți pe care i-am avut până atunci. Mai erau și alții din „categoria" mea, relațiile din clasă erau prietenoase și deschise, primeam o indemnizație lunară, aveam mult timp liber, putând să mă distrez și să-mi completez veniturile muncind.

În clasă, fiind mulți elevi talentați și valoroși, au fost organizate activități culturale și artistice variate. Promotorul acestor activități era colegul nostru, Marius Fernolendt, care urmase Școala Populară de Artă și apărea ca figurant pe scena Teatrului de Stat din localitate. Echipa artistică a clasei, din care făcea parte și o mică orchestră, a apărut nu numai pe scena școlii, dar a efectuat și un turneu la alte școli sanitare din țară. Eu țineam uneori mici conferințe de știință popularizată și participam și la unele activități sportive. Prietenia cu o parte din colegii de atunci dăinuie până astăzi!

Boli infecțioase și epidemiologie

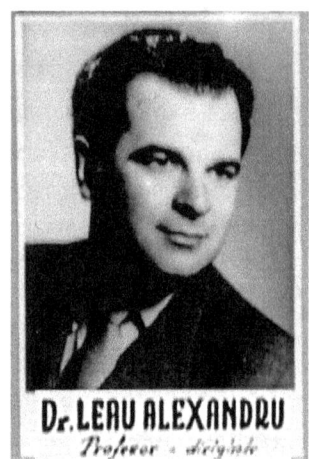

O parte importantă a programului de învățământ era practica în spital și pe teren. La începutul anilor '60 participam în cadrul Sanepidului la acțiunile de pe teren a secției de epidemiologie. Profesorul de boli infecțioase era Dr. **Alexandru Leau**, iar cel de epidemiologie, Dr. **Alexandrescu**. Micul laborator de bacteriologie era condus cu competență de către Dr. **Vasile Luștrea** (1909 -1980; poză la pag. 13). Expun câteva povestioare, unele trăite, altele povestite de profesori.

Febra Q

Într-o gospodărie de stat din județul Arad vitele, dar și oamenii, au început să se îmbolnăvească. În urma investigațiilor s-a descoperit că este vorba de febra Q, produsă de agentul *Coxiella burnetti*, un parazit intracelular obligatoriu apropiat de genul *Rickettsia* (specii de *Rickettsia* provoacă tifosul endemic și epidemic de exemplu).

Litera Q provine de la numele statului Queensland din Australia, unde a fost descrisă prima dată boala, într-un abator. Omul se poate infecta venind în contact cu animalele bolnave sau cu produsele lor (lapte, pla-

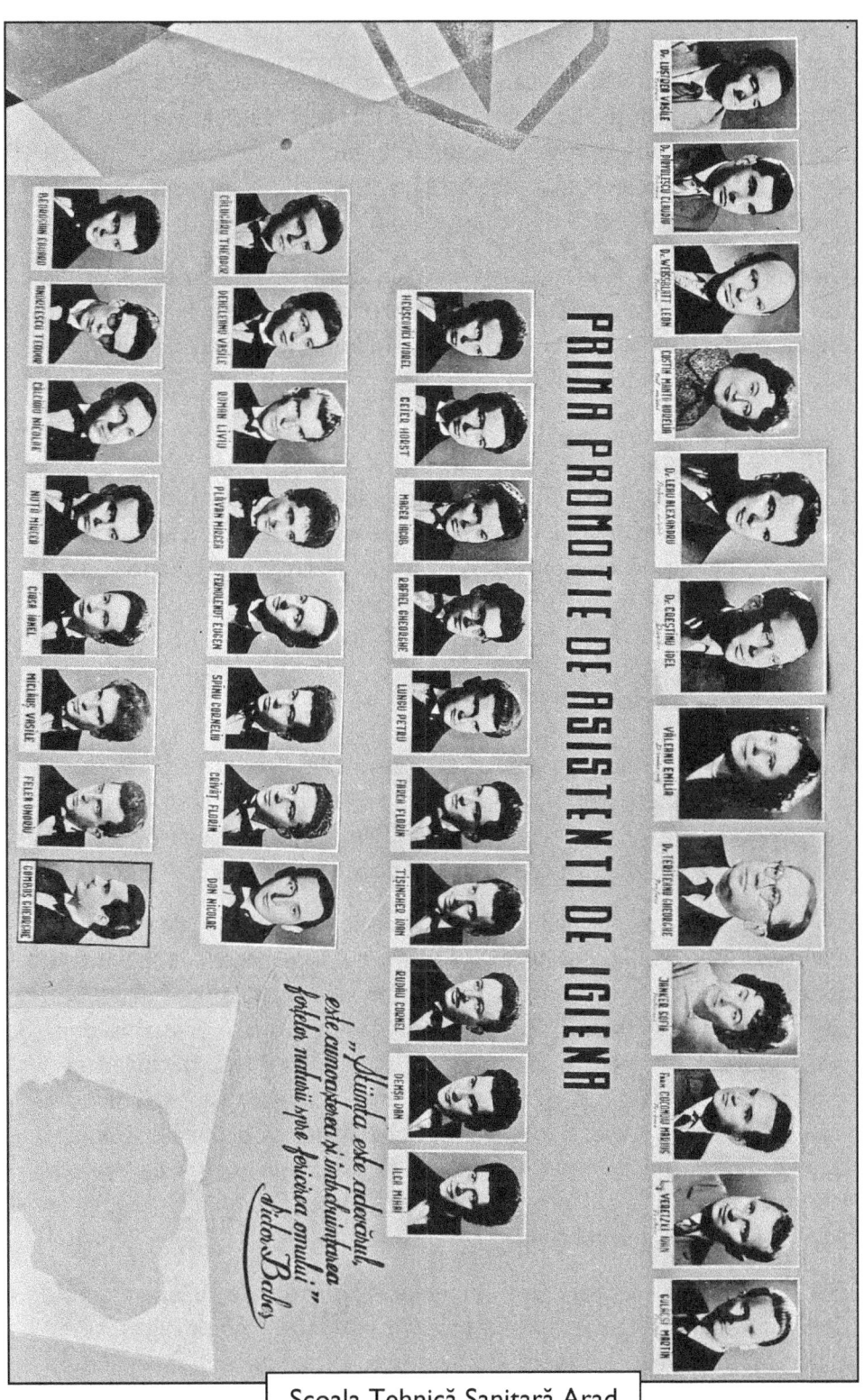

Școala Tehnică Sanitară Arad
clasa 1959-1962

cență, etc). În afară de frisoane și febră, boala se mai poate manifesta prin stare generală proastă, dureri toracice, tuse, diaree, grețuri. Deși boala răspunde bine la tratamentul antibiotic, infecțiozitatea este atât de ridicată încât microbul a fost propus ca armă biologică. Cercetările din Arad au găsit agentul și în căpușele din locurile unde pășunau vitele.

Unii dintre colegii mei au fost trimiși în ceea ce se numea „lupta în focar". Consumând produse lactate „proaspete" de la fermă și fiind expuși prafului rickesttsifer, câțiva s-au îmbolnăvit, dar au răspuns bine la tratamentul cu tetraciclină.

Difterie

O altă acțiune la care am participat a fost recoltarea de exudate faringiene de la elevii unui internat în care apăruseră cazuri de difterie. Câțiva colegi au devenit purtători ai bacilului difteric, fiind apoi tratați cu antibiotic. Eu, în schimb, m-am îmbolnăvit de parotidită (virală) epidemică (oreion), probabil de la unul dintre elevi.

Îmbolnăvirile de la internat

La un internat de elevi au apărut zeci de cazuri de diaree și vărsături. În laboratorul de bacteriologie s-au examinat eșantioanele alimentelor consumate înainte și păstrate la frigider. Din mâncarea de fasole servită cu o zi înainte de îmbolnăvire au crescut bacili paratifici.

În cursul anchetei bacilul a fost identificat în puțul de unde se aprovizionau cu apă potabilă. S-a pus însă întrebarea de ce nu au apărut îmbolnăviri și înainte. Continuând investigațiile, s-a aflat că în ziua anterioară îmbolnăvirilor o ședință cu elevii s-a întins până după orele prânzului și, pentru ca mâncarea să rămână caldă, bucătăreasa a tras cratița la marginea plitei, apoi a mai adăugat niște apă, fiindcă mâncarea se îngroșase. Bacilii aflați în apa adăugată probabil că au dat de o temperatură prielnică (în jur de 37 grade) în mâncarea trasă la marginea plitei și s-au înmulțit cu repeziciune. De fapt, s-a servit o adevărată cultură microbiană.

Probabil că cei expuși timp îndelungat la apa de băut infectată dezvoltaseră imunitate la bacilul paratific, dar s-au îmbolnăvit în urma eliberării unei mari cantități de endotoxină bacteriană din „cultura microbiană" ingerată.

Epidemie de vărsături pe litoral

Faptele au fost relatate de unul din profesorii noștri, care fusese detașat vara pe litoral. Zeci de turiști au fost apucați de vărsături repetate, mulți dintre ei chiar pe faleză. Ancheta a stabilit că toți consumaseră înghețată cumpărată de la același punct de vânzare, cu două - trei ore înainte de debutul bolii. Perioada de incubație scurtă, cu predominanța vărsăturilor a dus la suspiciunea unei toxiinfecții stafilococice.

Ulterior s-a identificat exotoxina în înghețata suspectată și s-a descoperit că unul dintre cei care au preparat-o avea o plagă infectată la un deget, de unde s-a însămânțat și înmulțit stafilococul în cursul preparării înghețatei. Chiar dacă, prin fierbere, stafilococul este distrus, exotoxina lui rămâne în preparatul culinar, fiind termostabilă.

O epidemie ciudată

Dintr-un sat au început să se interneze la spital cazuri repetate cu o simptomatologie variată: dureri abdominale, musculare, parestezii, confuzie, anemie, etc.

După un timp, un medic s-a gândit că simptomatologia s-ar potrivi intoxicației cu plumb. Examenele de laborator au arătat prezența unor mari cantități de plumb în sângele și urina bolnavilor. Ancheta care a urmat în sat a arătat că toți bolnavii erau bărbați, iar primul care s-a îmbolnăvit a fost bețivul satului.

Era toamna și distilarea țuicii era în toi. S-a suspectat că plumbul ar putea proveni din țuică. S-au luat eșantioane direct din țuica produsă în alambicul satului, dar nu s-a găsit plumb în băutură. Până la urmă cineva a relatat că în sat mai există un alambic autorizat, iar acolo s-au găsit concentrații ridicate de plumb în țuică.

Responsabilul alambicului s-a mirat, spunând că aparatul funcționează de douăzeci de ani și nu au mai fost îmbolnăviri. Fiind chestionat, a recunoscut în cele din urmă că alambicul fusese reparat în vară de niște țigani arămari.

Anchetatorii au decis să demonteze cazanul și, într-adevăr, s-au găsit două folii de plumb lipite în interiorul lui. Cazanul de cupru fusese cântărit înainte și după reparație, plata făcându-se în funcție de greutatea cuprului adăugat. Era deci clar că plumbul fusese introdus pentru a crește greutatea cazanului și pentru a mări suma plătită pentru reparație.

Acum se ridica o altă problemă: țuica se prepară prin condensarea vaporilor ce se ridică din cazan, dar plumbul nu formează vapori și deci nu poate să pătrundă în țuică. Până la urmă s-a dovedit că țiganii reparaseră și răcitorul, făcut tot din cupru, adăugând și acolo plumb.

Sătenii continuau să consume țuica care fusese distilată la acest alambic, numărul îmbolnăvirilor ajungând între timp la 40. Următorul pas a fost rechiziționarea țuicii de la săteni și depozitarea ei într-o pivniță păzită de un paznic. Următorul care s-a îmbolnăvit a fost chiar paznicul!

În continuare, numărul îmbolnăvirilor a scăzut treptat și apoi acestea au dispărut, iar oamenii au început să ceară restituirea țuicii, spunând că este a lor. Până la urmă țuica a fost înapoiată sătenilor, dar nu au mai apărut cazuri de îmbolnăvire. Probabil că au consumat-o în cantități mici și treptat, în amestec cu țuică fără plumb, concentrația plumbului din organism neajungând la limita apariției simptomelor clinice.

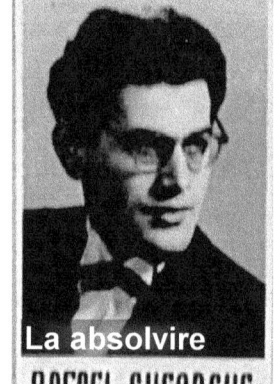
La absolvire
RAFAEL GHEORGHE

ASISTENT MEDICAL LA AEROPORTUL KOGĂLNICEANU

După absolvirea școlii sanitare, deși obținusem a doua medie din clasă, am fost repartizat pe ultimul loc rămas, tocmai în Dobrogea, din cauza dosarului meu „foarte prost".

Aici însă n-am nimerit-o rău, fiind repartizat ca asistent medical la Aeroportul Internațional Mihail Kogălniceanu din Constanța. Împreună cu fiul gazdelor mele (o familie de greci), lucram în schimburi de câte 24 de ore, astfel că primeam un salariu și jumătate, dar munca era foarte ușoară, traficul aerian fiind redus. De multe ori, când nu erau zboruri, vameșii și grănicerii se adunau la mine în cabinet, aduceau bere, șuncă de Praga, fructe și jucam table.

Într-una din zilele mele libere am călătorit la București și m-am dus la Facultatea de Medicină. Aici am aflat că nu mi se pot echivala cei doi ani absolviți deja la Cluj, însă aveam posibilitatea de a mă prezenta la examenul de admitere pentru anul întâi.

Întorcându-mă la Constanța am început să mă pregătesc pentru admitere. De data aceasta se introdusese o materie nouă: zoologia, pe care nu o învățasem în liceu și se modificaseră și unele manuale din care trebuia să fim examinați. Un turist francez care a intrat în cabinet, suferind de „rău de aer" a rămas uimit că „doctorul român" citește zoologie! Probabil a crezut că sunt veterinar!

Facultatea de Medicină București

Fiind primul an în care la examen nu s-a ținut cont de „dosare"[8], în 1962 am fost admis pentru a doua oară la facultatea de medicină. Eram extrem de fericit, dar în buzunar aveam 600 de lei și, în fața mea, 6 ani de facultate.

În primul an, neavând bursă, a trebuit să fiu „supist"[9], să dau meditații, să lucrez în vacanțe. Locuiam la cămin, aveam prieteni, atmosfera era destinsă, iar la facultate mă descurcam bine.

Primii doi ani mi s-au părut destul de ușori, după ce îi mai făcusem o dată la Cluj. Prelegerile de biofizică erau și aici neclare și încâlcite, așa că împreună cu trei colegi ne-am hotărât să împărțim tematica cursului în patru și să-l rescriem pentru examen. Documentându-ne la bibliotecă, am recompus prelegerile și, desigur, toți patru am trecut examenul cu nota maximă.

---

[8] dosare cu informații politice, socio-economice despre proprii cetățeni obținute de angajații MAI, Miliție și Securitate și analize sau decizii ale autorităților comuniste bazate pe aceste date. Aproape toate organizațiile / societățile din țară erau subordonate Partidului care trebuia să le avizeze deciziile.

[9] student care primește gratuit mâncarea rămasă la sfârșitul programului bucătăriilor, după ce fuseseră serviți studenții plătitori (jarg.).

Am avut privilegiul să am profesori foarte buni, unii de o valoare deosebită. Îi amintesc pe câțiva care, prin calitățile lor, mi-au rămas în memorie.

Profesorul Ilie Th. Riga (1908-1977), anatomie

Șeful catedrei de anatomie era o personalitate complexă, de o valoare deosebită și o cultură enciclopedică. Înzestrat cu o mare capacitate de sinteză, precum și cu un talent didactic și oratoric deosebit, cursurile sale erau adevărate conferințe la care participau și studenți din alte facultăți și medici. Prelegerile sale de anatomie erau „condimentate" cu elemente de anatomie comparată și embriologie.

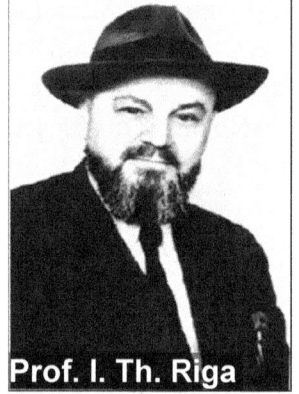

Elev al marelui anatomist **Francisc Iosif Rainer** (1874-1944), profesorul Riga era anatomist și chirurg desăvârșit de medicină umană și veterinară. La examene ne simțeam copleșiți de acest titan, care analiza cunoștințele noastre modeste de anatomie cu exigență, dar și cu multă înțelegere.

Profesorul Mircea Mezincescu - biochimie

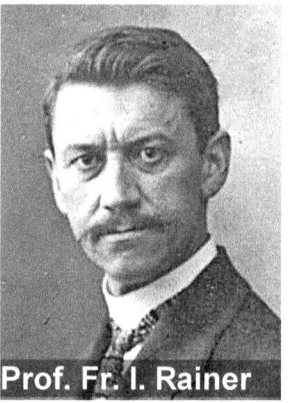

Prezenta cursuri bine cizelate, cu ultimele noutăți din domeniu. Exigența lui la examene ne-a îmboldit pe mulți dintre noi să aprofundăm materia predată.

Profesorul Grigore Alexandru Benetato (1905-1972), fiziologie

Am avut prilejul să-l audiez și la Cluj, înainte de a se transfera la București. La București însă am cunoscut un alt profesor Benetato, care mi-a lăsat un gust amar. Îmbătrânise, se blazase, își pierduse aura și entuziasmul, iar gurile rele vorbeau că i-ar plăcea coniacul.

Prof. Alfred Teitel [Bernard] (1900-1980), farmacologie

A fost asistent de anatomie al profesorului Francisc Reiner, asistent al clinicii medicale conduse de Prof. **Nicolae Gh. Lupu** (1884-1966), a efectuat specializări în chimie, fizică și biologie la Berlin și în fiziologie la Londra, fiind printre ultimii reprezentanți ai oamenilor de știință români cu formare enciclopedică.

Cercetător pasionat, a publicat peste 150 de lucrări științifice de cercetare, multe dintre ele în reviste internaționale de mare prestigiu. Printre altele, a descris fenomenul de orientare a macromoleculelor proteice de către lumina polarizată, fenomen care-i poartă numele.

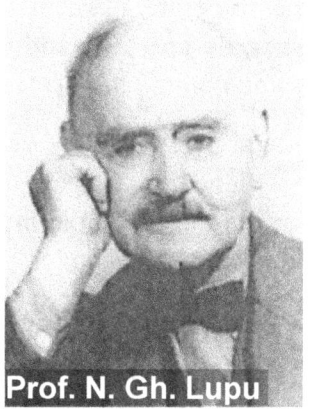
Prof. N. Gh. Lupu

Aflat la conducerea catedrei (1947-1974), profesorul Teitel definește și consolidează școala modernă de farmacologie din București. Bine făcut, cu părul alb și ochii albaștri, avea o figură de savant. La examene nu prea se referea la materia predată, ci punea întrebări prin care ne testa perspicacitatea și felul de a gândi. De obicei nu ne dădea răspunsul la aceste întrebări, noi continuând să ne gândim la ele și după examen și să le dezbatem cu colegii.

De exemplu, a întrebat care este explicația faptului că o specie de plantă ca *Papaver somniferum* (macul) produce o multitudine de substanțe farmacologic active cum ar fi morfina, codeina, heroina, tebaina etc., pe când alte specii nu produc deloc substanțe folosite în terapeutică. Răspunsul posibil ar fi că probabil aceste substanțe active fac parte dintr-un lanț de produși intermediari în urma unor reacții biochimice ce au loc în plantă, iar noi izolăm și folosim acei produși care și-au păstrat capacitatea de a acționa asupra receptorilor opioizi din organism.

Spre deosebire de tensiunea dinaintea examenelor de anatomie sau biochimie, la examenul de farmacologie studenții mergeau destul de degajați, știind că aici nu prea se pică.

L-am întâlnit pe profesor la o seară de prezentări de lucrări ale medicilor homeopați. Unul din principiile homeopatiei este că diluția medicamentului îi mărește efectul. Unul dintre participanți a susținut că a obținut rezultate bune cu o diluție de 10 la puterea minus 60. Profesorul s-a ridicat din rândul audienței, a mers la tablă și a demonstrat că la diluția asta, va rezulta o moleculă de medicament la 5 tone de apă, existând toate șansele ca soluția administrată bolnavului să nu conțină molecula activă.

I-am povestit profesorului Teitel o glumă:
— Pentru a prepara un medicament homeopatic, se poate arunca conținutul unei fiole în Sena și apoi se poate recolta apa un kilometru în aval; la care el mi-a răspuns:
— Da, dar recoltarea apei se face un kilometru în amonte.

Șeful de lucrări, Dr. **Valentin Stroescu** (1930-2001), ulterior profesor și șeful catedrei de Farmacologie din 1974 până la pensionare, în 2000, mi-a făcut o impresie deosebită. Lucrările practice pe care le conducea erau foarte interesante și ne demonstra și experimente pe animale. Prezenta noțiuni precise, în mod clar și logic. A pierit cu familia într-un tragic accident rutier[10].

Profesorul Constantin Păunescu - semiologie

Semiologia era pe vremea aceea unul din stâlpii importanți ai diagnosticului clinic. Dr. Păunescu, care a fost numit profesor la spitalul Colțea la o vârstă relativ avansată, era un entuziast al semiologiei. La acest spital era cea mai vestită școală de semiologie din București.

Prelegerile lui sunau ca o poveste. Îl pasiona și etimologia. La unul din cursuri a afirmat că, de fapt, cuvântul „peteșie" provine din greacă și ar trebui exprimat „petehie". La fel în loc de „cașexie", ar trebui să spunem „cahexie". În pauză, după exemplele date de profesor, prietenul meu, Vasile Miclăuș, mi-a propus:
— Hai să ne „pihăm"!

Profesorul Păunescu nu folosea stetoscop. Avea în buzunarul halatului o bucată de tifon pe care o interpunea între ureche și tegumentele bolnavului din zona auscultată.

---

[10] *Interviu cu Prof. Vladimir Beliș, fost director al Institutului Național de Medicină Legală „Mina Minovici", Adevărul.ro 26 oct 2013.*

Făcând practică la secția de medicină internă cu doctorul **Pompiliu Popescu**, un clinician excelent, am asistat la vizita profesorului.

La patul unui bolnav, profesorul își scoate tifonul din buzunar și auscultând toracele zice:

— Aici se aude un suflueț. Soră, adu seringă, ac și tinctură de iod!

Puncția pleurală executată ușor și elegant a scos la iveală un lichid galben citrin, trimis

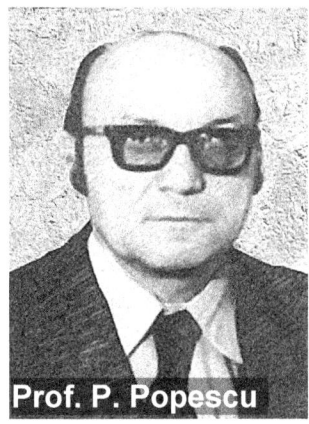
Prof. P. Popescu

imediat la laborator. Desigur, fața doctorului Popescu exprima dezamăgirea că profesorul stabilise un diagnostic la care el nu se gândise, și încă în fața studenților. Profesorul Popescu va deveni rectorul UMF București între 1990-1992.

Prof. Ioan (Ion) Emil Brückner (1912-1980), med. internă

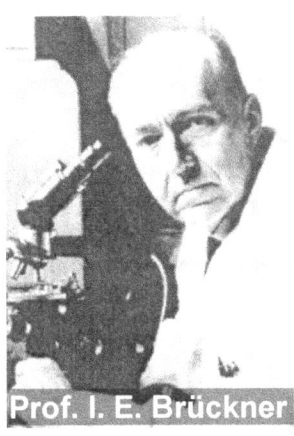
Prof. I. E. Brückner

Am făcut cursul de medicină internă la spitalul Colentina cu profesorul Bruckner, una dintre cele mai mari personalități medicale din România, clinician și cercetător distins, de o mare cultură, cu o intuiție remarcabilă, dublată de discreție și modestie. Își împărțea timpul între clinică și laborator.

Cursurile lui, de o concizie remarcabilă, bazate pe certitudini fundamentate științific, mi-au rămas întipărite în minte și după absolvirea medicinii.

La patul bolnavului era strălucitor, sobru, uneori exprimându-se cu o ironie fină. Vizita profesorului era un eveniment deosebit și de multe ori rămâneam cu gura căscată când punea cu promptitudine un diagnostic neașteptat pentru noi. Desigur, totul se baza pe bogăția de cunoștințe, experiența îndelungată, raționamentul clinic și intuiție.

Câteva exemple din diagnosticele puse de profesorul Bruckner: Intrând într-un salon cu mai multe paturi, profesorul adulmecă aerul și întreabă:

— De ce țineți aici un bolnav cu febră tifoidă?

Într-adevăr, bolnavul a fost depistat și confirmat bacteriologic.

La vizită i se prezintă o femeie internată cu o zi în urmă, având gamba stângă roșie și umflată, diagnosticată cu tromboflebită profundă și tratată cu heparină și penicilină. Profesorul, înainte să examineze pacientul, se uită la foaia de temperatură atârnată la capătul patului și întreabă femeia:
— Și, în urma tratamentului, ți-a trecut durerea ca „luată cu mâna"?
— Da.
— Popescule, ai tratat un erizipel cu heparină. Temperatura la internare era de 39 de grade și acum s-a normalizat. Pentru tromboflebită era prea ridicată și a scăzut prea repede în urma tratamentului cu penicilină.

Profesorului i se prezintă un bolnav cu dureri paroxistice de cauză necunoscută, în abdomenul superior. Toate investigațiile, inclusiv cele radiologice au fost negative.
— Dă-te jos din pat și vino la fereastră, îi spune profesorul bolnavului. La lumina geamului îi acoperă ochii cu palmele și îi examinează reflexele pupilare fotomotorii:
— Semnul *Argyll Robertson*, nu are reflexe fotomotorii, crize abdominale tabetice, concluzionează profesorul.
Tabes dorsalis (mielopatie sifilitică) duce la degenerarea lentă a coloanelor dorsale a măduvei spinării și a nervilor aferenți.

În anul trei am început să-i fac curte unei colege, fiică de învățători, de care mă îndrăgostisem. După ce ne-am hotărât să ne căsătorim, viitorul meu socru m-a întrebat din ce o să trăim. Eu eram bursier, iar fata primea o indemnizație de la părinți. I-am răspuns să-i trimită în continuare aceeași sumă până când vom fi repartizați ca medici. Așa s-a și întâmplat. La sfârșitul anului cinci ne-am căsătorit și ne-am mutat cu chirie în oraș.

Atunci au început peregrinările noastre, locuind cu chirie sau în spitale, schimbând în total 11 locuri în decursul următorilor 8 ani în București.

Lucrarea de diplomă

În anul şase de facultate (1967) mi-am început lucrarea de diplomă. La Facultatea de Igiena Alimentaţiei, condusă de profesorul **Iancu Gonţea**, am găsit un subiect puţin cercetat, care mi s-a părut interesant. Este vorba de influenţa consumului de zahăr şi pâine asupra aterosclerozei. Pe vremea aceea medicina oficială accepta drept singurul factor aterogen din alimentaţie consumul excesiv de grăsimi (în special grăsimi saturate şi colesterol).

Îndrumătorul meu ştiinţific a fost Dr. **Sebastian Dumitrache** (n. 1927 sat Purcăreni, comuna Miceşti, jud. Argeş), ulterior profesor, care m-a ajutat mult, mai ales la redactarea lucrării.

Documentarea bibliografică

Am început documentarea în marile biblioteci din Bucureşti, inclusiv bibliotecile de limbă franceză şi engleză de pe lângă ambasadele occidentale. Deodată, m-am pomenit într-un domeniu complet nou, despre care nu ni se pomenise nimic la facultate şi, găsind multă bibliografie, am început să mă entuziasmez. Am aflat că în ultimii 100 de ani a avut loc o creştere enormă a consumului de zahăr pe plan mondial.

În 1961 Cohen şi colaboratorii publicau în *Lancet* o cercetare în legătură cu evreii yemeniţi imigraţi în Israel şi arătau că diabetul şi cardiopatia ischemică erau necunoscute în Yemen, pe când yemeniţii stabiliţi de 25 de ani în Israel plăteau un tribut greu acestor afecţiuni. Consumul de grăsimi era similar în ambele ţări, dar în Yemen nu se consuma zahăr. Factorul aterogen principal din alimentaţie ar putea fi deci zahărul, şi nu grăsimile. Posibilitatea transformării glucidelor în lipide era cunoscută de mult, calea biochimică a sintezei trigliceridelor şi colesterolului din glucoză şi fructoză fiind stabilită.

E. Ziegler susţinea în 1966 că zahărul e responsabil de declanşarea sistemului hormonal ce reglează economia organismului. Absorbţia rapidă a zahărului în partea proximală a intestinului subţire duce la o creştere a glicemiei, care declanşează secreţie crescută de insulină. După intrarea zahărului în celule, rămâne prea multă insulină în sânge şi tendinţa la hipoglicemie declanşează secreţia hormonilor contrareglatori: glucagonul, adrenalina, cortizonul, hormonul de creştere, care cresc glicemia. Astfel se declanşează o adevărată „furtună hormonală". Autorul leagă de consumul în exces a zahărului şi stimularea creşterii staturale.

Am găsit multe alte articole care sprijineau ideea efectului aterogen al zahărului din alimentaţie, unele ocupându-se şi de alte mecanisme fiziopatologice posibile. După terminarea cercetării bibliografice eram convins de efectul negativ al zahărului din alimentaţie asupra sănătăţii.

Un alt aliment sărăcit în vitamine şi minerale este pâinea albă. Făina integrală folosită la fabricarea pâinii a fost înlocuită cu făină albă de extracţie mică, din care lipsesc până la 70% din vitamine, minerale şi oligoelemente, rezultând o pâine devalorizată. Cele aproximativ 2.500 de calorii conţinute într-un kilogram de pâine albă provin în majoritate din amidon.

În bobul de grâu se găsesc, în mod fericit împreună, amidonul şi vitamina B_1 necesară pentru metabolizarea acestuia. Prin îndepărtarea tărâţei, făina albă este sărăcită în vitamina B_1, ceea ce l-a făcut pe unul din autori să se întrebe cum de nu a apărut şi în ţările apusene o tragedie asemănătoare epidemiei de beriberi din Orientul Îndepărtat.[11]

Părerea autorului era că în ţările apusene, chiar dacă pâinea şi produsele făinoase sunt sărăcite de această vitamină, consumându-se o hrană variată, organismul primeşte vitamina din alte surse. În schimb, în Orientul Îndepărtat orezul constituia cea mai mare parte a hranei.

Partea practică a lucrării

Am analizat rezultatele de laborator a 400 de funcţionari cărora li s-a făcut o anchetă alimentară. Prelucrarea statistică am făcut-o cu ajutorul unui calculator mecanic cu manivelă al facultăţii, la care mi s-a dat voie să lucrez după amiaza şi seara, în afara orelor de serviciu. Operaţiile de adunare, scădere, înmulţire se făceau cu relativă uşurinţă. Împărţirea era mai dificilă, după introducerea fiecărei cifre a împărţitorului

---

[11] *Beriberi a apărut în urma carenţei de vitamina B_1 după introducerea aparaturii moderne de decorticare a orezului, care îndepărta tot cortexul bobului, împreună cu vitamina conţinută în acesta.*

trebuind să învârt manivela în ambele sensuri.

La cei ce consumau mai mult zahăr am găsit o cantitate mai mare de grăsimi în sânge, dar nu s-a ajuns la limita semnificației statistice. Comparând grupul care consuma mult zahăr, multe grăsimi și pâine albă cu grupul care nu consuma în exces aceste trei componente alimentare, am găsit o ușoară semnificație statistică.

Deși la prezentarea lucrării comisia de examinare mi-a acordat nota maximă, din afirmațiile lor am înțeles că nu erau deloc convinși de efectul aterogen al zahărului. A trebuit să treacă peste 40 de ani ca ideea să fie reluată, astăzi efectul negativ al zahărului în alimentație fiind recunoscut.

Medic intern

Fiind proaspeți absolvenți, după terminarea anului șase de facultate ni s-a născut primul băiat. Eram foarte bucuroși și mândri.

În fața noastră erau două posibilități: să plecăm în provincie, sau să dăm examen pentru internat, ceea ce însemna un stagiu de doi ani în marile spitale bucureștene, unde primeam cazare, mâncare și o indemnizație lunară de 600 de lei.

Când i-am propus soției, care era lehuză, să ne prezentăm la examen, a început să râdă:
— Cum să mă prezint la examen când nu m-am pregătit deloc? După ce am convins-o spunându-i că nu are ce pierde, nu numai că am reușit amândoi la examen, dar ea a luat o notă mai mare decât mine. Trebuia să efectuăm patru stagii: medicină internă, chirurgie și două la alegere.

Dermato-venerice - Colentina

Am ales această specialitate fiindcă spitalul ne-a pus la dispoziție o cameră la secția de neurologie, unde puteam locui cu copilul nostru sugar, soția lucrând la un spital din apropiere.

Camera era atât de mică încât încăpea un singur pat de spital și pătuțul copilului. Fiind tineri și plini de avânt, dormeam destul de bine amândoi în acest pat deși în mijloc salteaua era lăsată în jos, ca o covată.

Dimineața, după ce hrăneam copilul și-l puneam în scutec curat, plecam la stagiile noastre, lăsându-l singur până la ora zece, când eu aveam „pauză de alăptare", iar la ora 12 sosea soția. Noroc că bibliotecara secției, care a auzit plânsetele copilului, s-a oferit să mai intre la el în lipsa noastră. Seara era program de spălat scutece și pregătitul biberoanelor pe care le păstram în geamul dublu, un foarte bun răcitor în timpul iernii.

Primul contact cu secția de dermatologie mi-a făcut o impresie proastă. Bolnavii cu fel de fel de leziuni cutanate erau „vopsiți" în culori diferite cu: albastru de metil, violet de genţiană, rivanolulul galben și încă o soluție roșie, a cărei nume nu îl rețin. Astăzi s-a renunțat la folosirea substanțelor colorate în dermatologie.

Starea generală a bolnavilor fiind de obicei bună, aceștia nu prea stăteau la pat, plimbându-se prin secția impregnată cu fel de fel de mirosuri bizare, alături de bolnavii venerici.

Începusem să studiez literatura de specialitate când, după un timp, am primit un bolnav nou, cu o eczemă destul de „urâtă". Examinând bolnavul, repet în minte cele învățate și descopăr aproape toate semnele: eritem, papulă, veziculă, zemuire, crustă. Fiind mândru de punerea diagnosticului, îi spun unui coleg intern: — Uită-te ce eczemă frumoasă!

Atunci mi-am dat seama că însușirea cunoștințelor poate să transforme ceva „urât" în ceva „frumos", frumusețea constând în înțelegerea fenomenului și rezolvarea problemei.

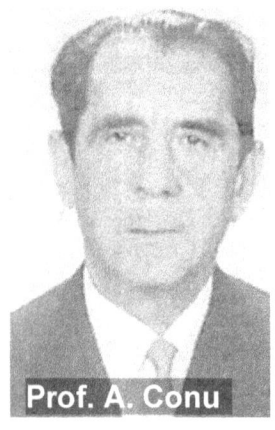
Prof. A. Conu

Șeful secției, conferențiarul (ulterior profesor) **Aurel Conu** (1910-1982), era o personalitate didactică și științifică cu numeroase lucrări publicate. Față de noi avea o atitudine binevoitoare. În timpul vizitei ne cerea să expunem diagnosticul și tratamentul propus la noii internați, lăudându-ne dacă răspundeam corect. Această încurajare ne impulsiona să aprofundăm studiul și să îndrăgim specialitatea.

În ce privește venerologia, predomina sifilisul,

dar erau și alte afecțiuni. Amintesc o fetiță de 13 ani cu sifilis secundar, care s-a internat cu erupția cutanată caracteristică, „de culoarea florii de piersic". În continuare i s-au mai diagnosticat: blenoragie, vegetații veneriene și trichomoniază. Acestea reprezentau majoritatea bolilor venerice cunoscute atunci, pe care „reușise" să le colecteze la tânăra ei vârsta.

Cele învățate în stagiul de 6 luni m-au ajutat ulterior de multe ori de-a lungul carierei mele de medic.

Medicină internă - Caritas

De cum am început stagiul, doctorița pe lângă care lucram mi-a încredințat un salon cu multe paturi, denumit „Filtru". La început nu pricepeam de unde vine această denumire, până când mi-am dat seama că de fapt reprezenta filtrul dintre pământ și cer! Aici zăceau bătrâne dependente, cu probleme cognitive și funcționale, care nu se mai puteau da jos din pat în mod independent. De cum intram în salon, începeau să se miște în paturi, așteptând să le dau atenție și să le tratez.

Nu se cunoșteau principiile geriatriei moderne, tratamentul rezumându-se la medicație și tratamentul igienic sumar spitalicesc. Din partea doctoriței aveam o independență aproape totală, așa că am încercat să aplic cunoștințele mele de medic începător ca să ușurez suferința bătrânelor, dar nu am obținut mare lucru.

Dintre medicii secției l-am reținut pe Dr. **Costin Carp** (n. 1925 Fârțănești, GL - d. 2004), care lucrase un timp în Italia și se întorsese de acolo cu o mașină italiană. Manierat, îmbrăcat elegant și sobru, se ocupa mai mult de cardiologie (ulterior a făcut specializări în SUA și Germania, devenind apoi șeful Clinicii de Cardiologie Fundeni între 1978 și 1992).

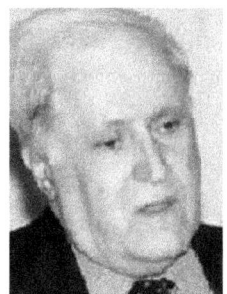

Prof. C. Carp

Ne adunam cu toții în jurul său ca să observăm remiterea unor tahicardii ventriculare cu infuzie intravenoasă de lidocaină, la care adăuga doze de procainamidă injectate intravenos, în funcție de răspunsul aritmiei. Urmăream fascinați pe monitor modificările electrocardiografice din timpul tratamentului. Aici am învățat să stabilesc cu repeziciune și precizie axul electric al inimii, privind doar electrocardiograma.

În secție era un bolnav cu colită ulceroasă, căruia i s-au prescris clisme terapeutice cu cortizon, vitamina A și alte ingrediente. Farmacia prepara clisma în pungi de plastic pentru perfuzie, pe care scria numele bolnavului. Sora, nefiind informată asupra destinației pungii, a început s-o administreze în perfuzie intravenoasă. Noroc că doctorița, intrând în salon, a observat imediat stratul de vitamina A uleioasă care plutea în partea de sus a lichidului și a scos acul din venă, prevenind astfel embolii pulmonare și posibil moartea pacientului.

Chirurgie - Caritas

Nu eram atras de chirurgie, simțindu-mă mai puțin îndemânatic și destul de lent în hotărâri, dar stagiul de chirurgie era obligatoriu. Chirurgii, care aveau nevoie de forță de muncă, s-au bucurat de venirea noastră și, desigur, am fost luat la operații. Aici am executat prima apendectomie mâna întâi, sub supravegherea chirurgului.

Într-o zi s-a internat un bătrân cu o hernie încarcerată neglijată și a fost dus de urgență la sala de operație. Dr. **Baram**, anestezistul, era un tânăr înalt, atletic și șugubăț. În timpul operației îl auzim:
— Bolnavul a murit!
Chirurgul trage o înjurătură, își scoate mănușile și se pregătește să închidă peretele abdominal în mod grosolan, ca după autopsie.

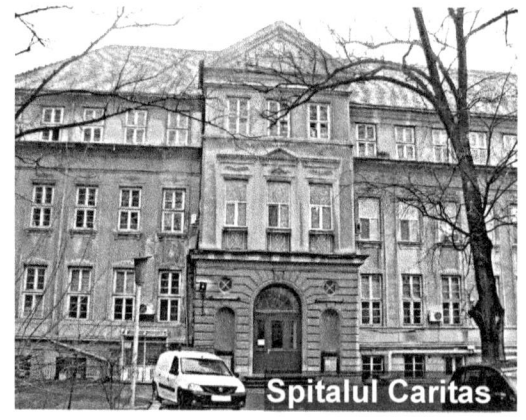

Spitalul Caritas

Între timp, Dr. Baram lasă infuzia intravenoasă să curgă în jet, mai adaugă unele substanțe intravenos și iar îi auzim vocea de bariton:
— Bolnavul trăiește!
Chirurgul își pune mănuși noi și continuă operația. După un timp, scena se repetă:
— Bolnavul a murit!, apoi
— Bolnavul trăiește!
Chirurgul mai trage o înjurătură, își pune mănuși noi și zice:
— Moare sau trăiește, eu îmi termin operația!

Într-adevăr, chirurgul și-a încheiat operația cu succes, dar la o oră după operație, bătrânul a murit.

De multe ori, spre sfârșitul operației chirurgii plecau și mă lăsau pe mine cu Dr. Baram: el ca să continue anestezia, iar eu să închid plaga operatorie. Anestezistul stătea la capul bolnavului și se uita la mine cum lucrez, declarându-se nemulțumit de cum fac nodurile: "Mă, tu faci lațuri, mă!" Uneori, când voiam să înfig acul să închid plaga, cobora brusc masa de operație, încât bolnavul „îmi fugea de sub ac".

Exista aici un salon de 20 de paturi cu cazuri de insuficiență arterială cronică a membrelor inferioare. Era în curs o cercetare asupra efectului simpatectomiei lombare la acești bolnavi. Fiind vorba de insuficiențe arteriale de cauze diferite și grade variate de gravitate, se mai întâmpla să apară câte o gangrenă a piciorului, tratamentul în acest caz fiind amputația, de obicei de la nivelul coapsei.

Chirurgilor nu le plăcea să facă amputații, pasând toate operațiile unui coleg care făcuse înainte ortopedie. S-a întâmplat ca fostul ortoped să plece în concediu la mare și, în absența lui, s-au adunat trei cazuri de amputare. Când s-a întors, plin de energie și ars de soare, a cerut să i se programeze pentru ziua următoare toate trei cazurile. Operațiile au început de dimineață, sanitarul ieșind din sala de operație la fiecare jumătate de oră, cărând câte un picior.

A doua zi salonul cu bolnavii suferind de insuficiență arterială era aproape gol! Mai rămăseseră numai vreo 5 bolnavi. Unul din ei a explicat:

— Au fugit acasă, domnule doctor. Ziceau că a venit un doctor nebun, care ne taie la toți picioarele!

Infecțioase - Colentina

Ultimul stagiu de internat l-am efectuat la Spitalul de Boli Infecțioase Colentina, în secția condusă de profesorul Matei Balș. Acest spital a fost cel mai bine organizat și cel mai eficient dintre toate spitalele pe care le văzusem până atunci. Spitalul avea și o cantină foarte bună, cu fripturi gustoase.

Secția avea un mic laborator pentru medici și am fost instruiți să efectuăm un număr de analize: lichidul cefalo-rahidian (inclusiv numărarea elementelor celulare), frotiuri pe care le coloram și le studiam apoi la microscop și câteva analize biochimice simple. Dacă, de exemplu, noaptea venea un pacient suspect de meningită, medicul de gardă îi efectua imediat puncția lombară, analiza lichidul cefalo-rahidian și, în funcție de rezultate, începea imediat tratamentul. Medicul de gardă mai avea la dispoziție și un aparat Roentgen, la care putea efectua o radioscopie de urgență.

Acum am înțeles vorba unui profesor: „Medicul are două mâini: clinica și laboratorul, iar cel care opune clinica laboratorului sau invers, înseamnă că nu știe nici clinică și nici laborator". Faptul că spitalul acorda o asistență medicală promptă și eficientă, apreciată de cei internați, inspira personalului un sentiment de mândrie și satisfacție.

Profesorul **Matei Balș** (1905-1989), șeful secției din 1941, era un distins clinician, întemeietorul școlii moderne românești de bacteriologie clinică. Se zvonea că provine din vestita familie de boieri Balș din Moldova. Cartea sa, „*Antibioticele*", era pentru noi o lucrare de referință. Prof. Balș a introdus nitrofuranul în tratamentul febrei tifoide. În timpul vizitei era sobru, scump la vorbă, dar tot ce spunea era „dăltuit în piatră".

Un medic care scrisese numeroase lucrări de valoare îndoielnică a cerut să i se recunoască doctoratul pe baza numărului de cercetări științifice. I s-a cerut profesorului Balș să cântărească valoarea științifică a acestor lucrări. Profesorul a luat lucrările, le-a pus pe cântar răspunzând: „Lucrările doctorului X cântăresc 5 kg".

Aici am pus primul diagnostic de care am fost mândru: un tânăr internat de câteva zile cu febră mare și stare generală proastă, era suspectat că ar suferi de gripă. La vizită am observat că expresia feței sale (de extenuare, cu ochii pe jumătate închiși) semăna cu expresia facială a bolnavilor de meningită internați în secție. Termenul medical de facies se referă la expresii sau aparențe distinctive ale feței, specifice pentru anumite condiții medicale, dar nu cunoșteam un facies distinctiv pentru meningită.

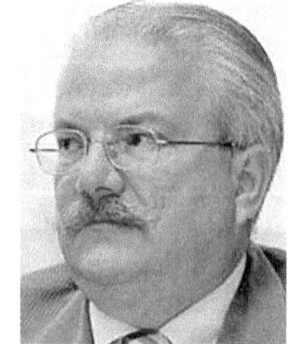

Prof. F. Căruntu

Deși tânărul nu avea semne clinice de meningită, i-am comunicat suspiciunea mea doctorului **Florin (Adrian) Căruntu** (d. 2014), ulterior profesor la Institutul Matei Balș, la care el mi-a spus: „Fă-i puncție lombară!". Analiza lichidului cefalo-rahidian a confirmat meningita virală. Desigur, am fost lăudat.

SPECIALIZAREA

După terminarea internatului am început specializarea: eu în medicină internă, iar soția în obstetrică ginecologie.

Clinica Medicală - Spitalul Cantacuzino

În 1971 am început secundariatul de trei ani în medicină internă, dintre care primii doi ani i-am efectuat la această clinică. Șeful clinicii era profesorul **Radu Păun** (1915-2005) – înalt, cu alopecia universalis (lipsa părului pe tot corpul), probabil genetică, cu o privire inteligentă.

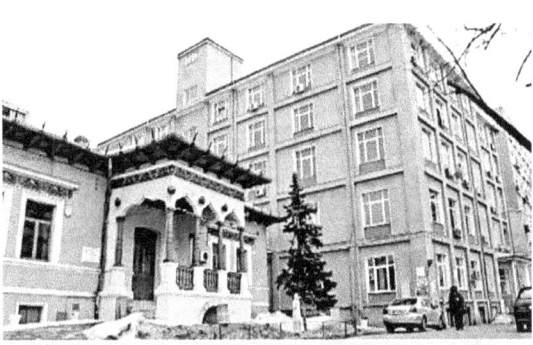

Casa Lahovari și Sp. Cantacuzino

Cu toate că avea cunoștințe enciclopedice de medicină și o foarte bogată cultură generală, era deosebit de modest și cu multă înțelegere pentru cei din jurul său, având un comportament față de pacient care reprezenta un model pentru noi. Fiind un diagnostician excelent, bazat pe cunoștințe largi și experiență, dublate de un comportament foarte uman, era foarte apreciat și stimat de toți cei care îl cunoșteau. Punea un accent deosebit pe deontologia medicală și pe efectele negative ale medicației.

A publicat numeroase lucrări, fiind numit Ministru al Sănătății între 1975-'76. Ulterior

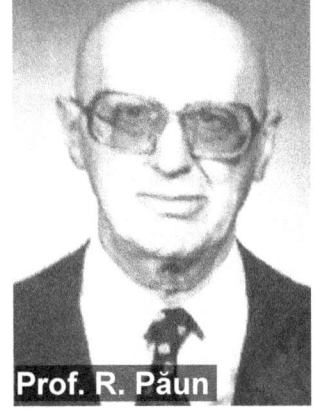

Prof. R. Păun

va redacta două mari opere în mai multe volume, destinate învățământului medical: *„Terapeutică medicală"* și *„Tratatul de Medicină Internă"*.

Am fost repartizat la doctorul **Artur Romulus Lăzărescu** (n. 1923, Râmnicu Vâlcea - d. Franța[12]), asistent cu experiență. Era un om deschis, drept și binevoitor. De la el am învățat ceva semiologie, anumite scheme de tratament, să execut puncția articulației genunchiului, etc. În schimb, eu primeam bolnavii noi, făceam externările și executam majoritatea activității de rutină din saloane.

În cursul unei contravizite de seară am fost chemat de urgență în unul din saloanele noastre. O femeie tânără, la care se începuse tratament cu chinidină pentru fibrilație atrială, zăcea inconștientă, fără bătăi cardiace și fără mișcări respiratorii. Desigur, am început imediat masajul cardiac extern și respirația gură la gură, cum se proceda atunci în stopul cardio-respirator și femeia și-a revenit, dar era bradicardică. Norocul ei a fost că fiind aproape am reușit să aplic resuscitarea în primele minute. L-am anunțat telefonic pe Dr. Lăzărescu care a venit de acasă, a examinat bolnava și mi-a zis: „Ai scos-o din mormânt!".

În clinică domina o atmosferă de profesionalism și erau mulți medici valoroși de la care puteam învăța, unii ajungând apoi profesori și conferențiari.

Doctorul **R. Alinescu**[13] era profilat mai mult pe bolile cardio-vasculare. Aproape în fiecare zi intram în cabinetul lui, încercând să interpretez traseele electrocardiografice. După un timp mi-a dat să iau acasă, pentru interpretare, trasee vechi, foarte dificile, pe care le păstrase. Convingându-se că mă descurc destul de bine, mi-a permis să scriu interpretarea traseelor, iar el le semna după ce le verifica. Interpretând mii de trasee de-a lungul timpului, mi-am consolidat în mod temeinic cunoștințele în acest domeniu.

Doctorița **Maria (Marta) Țițeica**[14] era responsabilă cu laboratorul de hematologie și citologie și, în afara unei temeinice pregătiri profe-

---

[12] *Dr. Lăzărescu a plecat în RFG în 1979, apoi după pensionare s-a mutat în Franța (Dr. Octavian Popescu, Vâlcea Medicală, pag 63).*

[13] *Dr. Alinescu a publicat in special despre penumologie; a plecat în Franța în anii '70.*

[14] *(n. Mișu, 1925). A plecat în Germania, unde trăiesc si cele două fiice ale sale.*

sionale, era o adevarată doamnă. Încercam să interpretez preparatele de măduvă osoasă și sânge periferic, uneori cerând ajutorul laborantelor sau al doamnei doctor. Preparatele de citologie erau mai greu de interpretat. Tot aici am învățat tehnica puncției sternale.

Prin anii '70 patogenia ulcerului gastro-duodenal era descrisă ca un dezechilibru între acțiunea agresivă a sucului gastric și factorii de apărare ai mucoasei gastrice. Tratamentul se baza în primul rând pe scăderea acidității sucului gastric.

La un congres medical, doctorul **Ion Osman** din Pitești susține o nouă ipoteză: dezvoltarea microbilor este favorizată de căldură, umezeală și întuneric, condiții ce se găsesc în stomac. Deci este posibil ca ulcerul gastric să aibă o patogenie microbiană. Lumina ar putea dăuna acestor germeni care trăiesc în întuneric. Însoțit de zâmbetele ironice ale participanților, a prezentat o metodă de tratament prin iluminare gastrică. Introducea în stomac o sondă duodenală Einhorn care avea la capăt un beculeț și ilumina stomacul dilatat cu bioxid de carbon, câte 20 de minute de câteva ori pe săptămână, afirmând că are rezultate bune.

Ipoteza microbiană a doctorului Osman a fost confirmată în anul 1982, când s-a identificat în mucoasa gastrică agentul helicobacter pylori, care s-a dovedit un factor important în patogenia gastritei cronice și a ulcerului gastro-duodenal!

Un eveniment important în viața noastră a fost nașterea celui de al doilea băiat al nostru, în anul 1972.

Medicină internă - Colțea

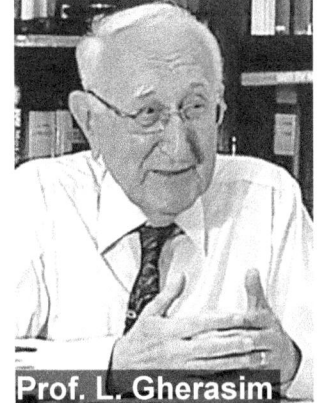
Prof. L. Gherasim

În ultimul an de specializare am urmat un curs de medicină internă la spitalul Colțea. Acest curs mi-a făcut o impresie deosebită. A fost pentru prima oară când am auzit materia predată după manuale de medicină americane, de către doctorul **Leonida Gherasim** (n. 1927).

Aceste manuale introduceau multe noțiuni noi, termeni precis definiți, o construcție logică și concisă, ceea ce îmi dădea o mare satisfacție, înțelegând mult mai bine tema discutată. În acea perioadă, obținerea acestor manuale fiind doar un vis, notam fiecare cuvânt spus la curs.

Ulterior Prof. Gherasim va deveni rectorul IMF București (1980-1984) și șeful Clinicii de Cardiologie la Spitalul Universitar de Urgență.

Șeful secției era profesorul **Mihail Anton** (n. 1924, Focșani - d. 2012?), cu o constituție robustă și mustață. Era un semiolog excepțional. La cursuri dădea sfaturi studenților și povestea întâmplări din experiența sa de medic.

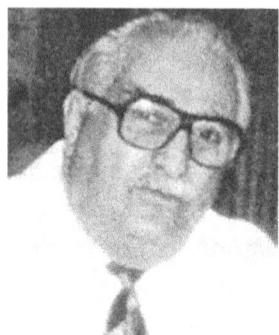

Prof. M. Anton

Amintesc o întâmplare hilară de la o prezentare de cazuri. Unul din medici a prezentat cazul unui bărbat cu infecții pulmonare repetate, localizate în același segment pulmonar. Etiologia acestor infecții recurente fiind neclară, s-a efectuat bronhoscopia, ceea ce nu era plăcut cu bronhoscopul rigid de atunci. Spre surprinderea tuturor, dintr-o bronhie s-a extras un muscoi mort. În continuare, evoluția bolnavului a fost favorabilă. Din ultimul rând al sălii, un medic tânăr, inteligent și simpatic, dar cam bâlbâit, a comentat: „Do-domnule profesor, dacă bâ-bâzâia, pu-puneați diagnosticul clinic". Au erupt hohote de râs, iar profesorul zâmbea și el.

Spre sfârșitul secundariatului s-au precipitat trei evenimente: apariția unui concurs pentru un post de asistent stagiar la spitalul Cantacuzino, susținerea examenului de specialitate și repartizarea.

M-am dus la spitalul Cantacuzino și l-am anunțat pe profesorul Păun că

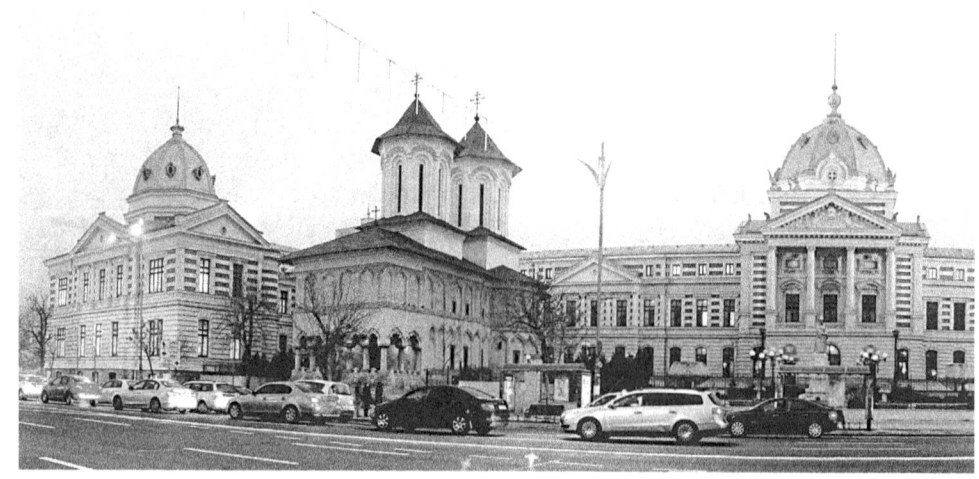

aş vrea să particip şi eu la concurs. Mi-a spus că se bucură şi m-a asigurat că nu vor exista protejaţi. M-am pregătit intens din tot materialul pe care-l aveam la dispoziţie, fiind încurajat şi de câţiva medici din spitalul Cantacuzino cu care eram în relaţii de amiciţie.

Concursul a constat în examen scris, susţinerea unei prelegeri şi examen practic la patul pacientului. La concurs am participat opt medici, printre care şi un coleg de-al meu, toţi fiind bine pregătiţi profesional. După examenul practic, care era ultima probă, s-au anunţat rezultatele. Mă simţeam extenuat şi nu mi-a venit să cred că, dintre toţi, eu am fost cel care a reuşit.

Atât eu, cât şi soţia am trecut examenele de specialitate fără probleme deosebite. După primirea titlului de specialişti, am fost repartizaţi în oraşul Panciu, unde ne-am mutat împreună cu cei doi copii. Scurta perioadă cât am lucrat aici nu a fost plăcută.

În schema Ministerului Sănătăţii figura un post de specialist în medicină internă la policlinică, dar se pare că în acest orăşel erau destui medici. Venisem plin de energie şi de dorinţa de a aplica cunoştinţele dobândite în anii de internat şi specialitate, dar nu aveam pacienţi! În fiecare dimineaţă mă prezentam la cabinetul meu aşteptând pacienţii, dar fiind un medic nou şi necunoscut, nu intra nimeni. Până şi medicul pediatru primea la consultaţie adulţi, eu fiind complet ignorat. În schimb soţia s-a adaptat repede, fiind solicitată tot mai mult.

La scurt timp după aceea m-am întors la Bucureşti să-mi preiau postul de la Cantacuzino, iar soţia şi copiii au rămas la Panciu. Îi vizitam săptămânal, străbătând cu maşina (Dacia 1100, cadoul socrilor) cei 216 km.

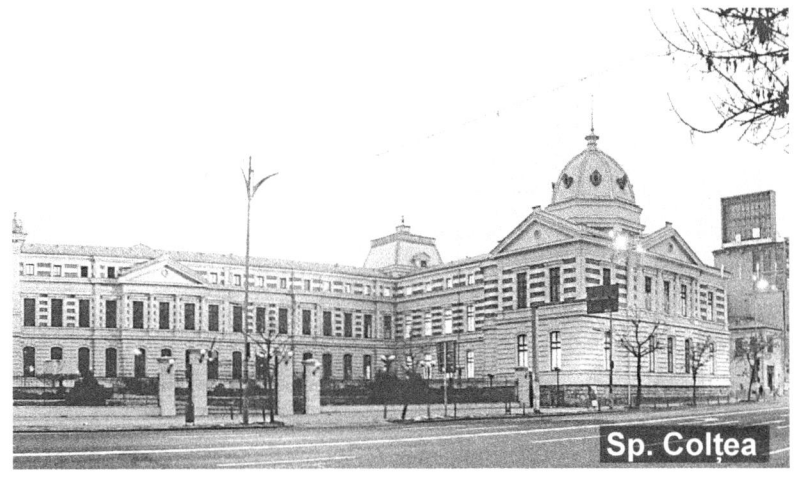

Sp. Colţea

ASISTENT UNIVERSITAR

Profesorul Radu Păun m-a primit foarte frumos. Mi s-au repartizat saloane și am început să instruiesc studenți. Peste noapte, am ajuns din învățăcel, cadru didactic. În afara studenților care făceau stagiu de medicină internă, am primit și studenți care învățau semiologie. M-am străduit să aprofundez partea teoretică și practică a acestei ramuri.

Grupei de studenți le demonstram cum se examinează organele și aparatele, folosind cele patru metode de bază ale semiologiei: inspecția, palpația, percuția și auscultația. Îi puneam apoi să exerseze. Ca și ceilalți asistenți, mă plimbam cu grupa prin toată secția, să ascultăm bolnavii cardiaci cu valvulopatii. Le ceream ca fiecare să scrie ce a auzit. După ce adunam bucățelele de hârtie cu răspunsurile, spuneam ce am auzit și eu. Desigur, nu dezvăluiam ce a scris fiecare.

După primele serii, profesorul ne-a spus că studenții își exprimau mulțumirea dacă erau repartizați mie și doctorului **Victor Stoica**[15].

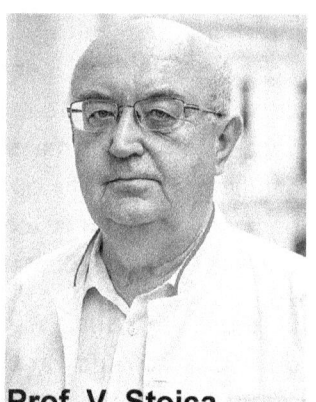

Prof. V. Stoica

După un timp am primit buletin de București și ni s-a repartizat un apartament cu 3 camere la periferia cartierului Pantelimon.

În ceea ce privește activitatea clinică, încercam să pun diagnosticele corecte și să aplic tratamentele cele mai eficiente. Multe medicamente, mai ales cele de import, se găseau cu greu sau deloc. Profesorul mi-a încredințat un număr de fiole cu furosemid pe care să le transmit medicilor numai în caz de urgență, iar aceștia nu au abuzat.

Am avut o colaborare plăcută cu surorile și infirmierele, bazată pe respect reciproc. Simțeam că sunt apreciat de studenți, bolnavi, colegi și personal. Aici am intuit prima dată că inteligența emoțională și

---

[15] *(n. 1947 com. Godinești, Jud. Gorj). S-a specializat în gastroenterolgie, a devenit șeful secției și a disciplinei de medicină internă la Sp. Cantacuzino și decanul UMF Carol Davila (2004-2008).*

abilitățile interumane constituie calități importante ale medicului practician.

Dintre diagnosticele mai deosebite amintesc un caz de boala *Behçet*. Este o vasculită rară a vaselor mici, mediată imunologic. A fost descrisă prima dată în 1937 de către dermatologul turc *Hulusi Behçet* și este caracterizată prin triada: ulcere aftoase bucale, ulcere genitale și uveită. Poate afecta și plămânii, aparatul digestiv, cardiovascular, sistemul musculoscheletal sau nervos. Uneori poate fi fatală. O femeie tânără s-a internat pentru ulcere bucale foarte dureroase. Neavând alte semne, la discuția cazului am amintit totuși și boala *Behçet* la diagnosticul diferențial. În cursul internării au apărut și ulcerele genitale, apoi s-a diagnosticat și uveita. Bolnava a fost transferată la spitalul Colentina (nu din inițiativa mea).

Citeam articolele din revistele medicale străine de la biblioteca spitalului, dar, din păcate, odată cu trecerea anilor numărul lor s-a tot restrâns.

Profesorul Păun m-a trimis la secția de oftalmologie a spitalului Colțea să învăț examinarea și interpretarea modificărilor fundului de ochi în hipertensiune și diabet. În continuare, toți medicii din secție trimiteau la mine pacienții care aveau indicație pentru această examinare.

Printre altele, am participat la o cercetare științifică organizată în secția noastră, privind tratamentul cu acetazolamidă a ulcerului gastroduodenal. Acest medicament, denumit *Ederen*, se folosea în tratamentul glaucomului.

În anul 1970, doctorul **Ioan Pușcaș** (1932-2015) din Șimleul Silvaniei propune acetazolamida pentru tratamentul bolii ulceroase. Fiind un inhibitor al anhidrazei carbonice care mediază reacția dintre bioxidul de carbon și apă cu producerea de acid carbonic, oprește sursa de ioni de hidrogen necesari sintezei acidului clorhidric din stomac, scăzând aciditatea gastrică.

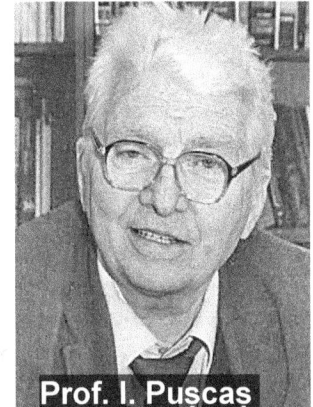
Prof. I. Pușcaș

În cercetarea la care am participat, la majoritatea pacienților aciditatea gastrică scădea foarte mult, uneori până la zero.

Simptomatologia clinică dispărea în 3-6 zile iar examenul radiologic a arătat rezultate spectaculoase în ulcerul gastric, unde nișa dispărea sau se reducea foarte mult în 75% din cazuri. Rezultatele cercetării au fost publicate în anul 1975 de către Academia de Științe Medicale. În acea perioadă apăruse în Occident cimetidina, despre care s-a scris în toate marile reviste, în timp ce acetazolamida a fost complet ignorată.

Fără sprijinul marilor firme, dezvoltarea unui nou medicament eficient și lansarea lui pe piață sunt aproape imposibile. Dacă ideea acetazolamidei ar fi aparținut unei mari firme, viitorul medicamentului ar fi arătat cu totul altfel.

Între timp s-a descoperit agentul microbian implicat în producerea ulcerului gastro-duodenal și au apărut medicamente foarte eficiente pentru scăderea acidității gastrice.

Conferențiarul **Paul Dăncescu** (n. 1927, plecat în Canada în anii '80), specialist în microbiologie, lucra la spitalul Cantacuzino ca parazitolog. Cu sute de lucrări științifice publicate, era și membru al Societății Regale de Medicină Tropicală și Igienă de la Londra și al Societății de Medicină Exotică de la Paris.

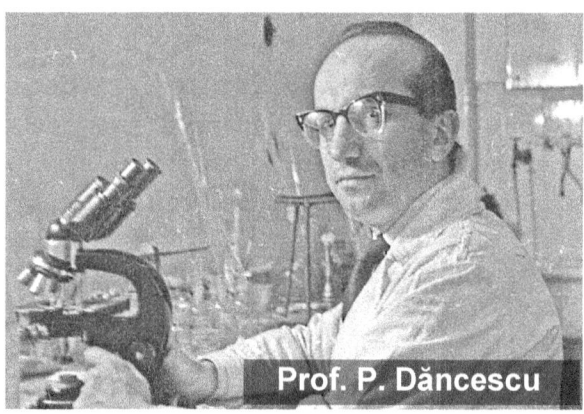
Prof. P. Dăncescu

Am început să colaborez cu dânsul după ce, în salonul în care lucram, s-a internat o femeie cu fascioloză hepatică. *Fasciola hepatica* sau viermele de gălbează este un vierme plat parazit cam de 3-4 cm lungime, de forma unui sâmbure de dovleac. Forma adultă se localizează în căile biliare ale oilor dar și ale altor animale, ca vaca.

Vierme hermafrodit, elimină un mare număr de ouă care, ajungând prin fecalele oilor într-o apă stătătoare, se transformă într-o larvă numită *miracidium*. Această larvă trebuie să întâlnească ca gazdă intermediară un melc din genul *Lymnaea*, în interiorul căruia va genera larva denumită *cercar*. Cercarul părăsește corpul melcului și înoată liber în apă, transformându-se în *metacercar*, forma infestantă.

Metacercarii se fixează pe plantele din jurul bălții, iar animalele sau omul se pot infecta consumând aceste plante sau bând din apa stătătoare.

Femeia, domiciliată într-un sat de munte din județul Bacău, se ocupa cu culesul fructelor de pădure și bea apă de suprafață din pâraie și bălți. În urmă cu 8-9 luni apăruseră dureri abdominale intense în bară, în etajul abdominal superior și o erupție pruriginoasă pe abdomen, coapse și brațe. După o criză dureroasă însoțită de vărsături, se internează la spitalul din municipiul Gheorghe Gheorghiu-Dej, unde se evidențiază ouă de Fasciola hepatica în sedimentul biliar.

La noi se confirmă infestarea și, după un tratament ineficient cu Entobex (fenantrolin chinona), răspunde bine la tratamentul cu Cloxil (hexaclor-paraxilol). Revenită la control după 3 luni, în stare generală bună și fără erupția cutanată, se evidențiază în sedimentul biliar ouă de Fasciola hepatica inegale și deformate, care ar putea rezulta din stagnarea parazitului mort sau a ouălor în căile biliare.

În urma acestui aspect nedescris până atunci în literatura de specialitate, am publicat cazul în România, iar doctorul Dăncescu l-a publicat și în Franța.

POLICLINICA PENTRU SPORTIVI

În anul 1978, în mod brusc, cariera mi se frânge din nou! Fiind propus pentru avansare în grad, dosarul meu se întoarce cu specificarea: „*Nu are avizul Comitetului de Partid al Capitalei*". Nu-mi venea să cred că s-a reînnoit șirul de nedreptăți de care am suferit eu și familia în ultimii 30 de ani. De aceasta data, am cerut să părăsesc țara împreună cu familia.

Soției i s-a întrerupt detașarea în București, unde lucrase în ultimii ani și, refuzând să se întoarcă la Panciu, a rămas neangajată. Eu am fost transferat „în interes de serviciu" la Policlinica pentru Sportivi, unde erau și alți indezirabili.

După activitatea intensă din spital, aici nu prea aveam pacienți, în timpul orelor de serviciu ocupându-mă cu lectura sau având conversații cu colegii. Ca medic principal de medicină internă aveam un salariu mai mare decât cel de asistent, dar fusesem marginalizat. Nu exista activitate clinică, didactică sau științifică.

Îmi completam veniturile ca medic la competiții de box, fotbal, antrenamentul gimnastelor, etc. Mai aveam și câțiva pacienți particulari. Am descoperit că se putea câștiga mult făcând gărzi de noapte pe Salvare, aceasta fiind un fel de asistență medicală la domiciliu. Pacienții apreciau că îi examinam temeinic și le dădeam scrisori detaliate către medicul de circumscripție. Desigur, îl „cinsteam" și pe șoferul ambulanței.

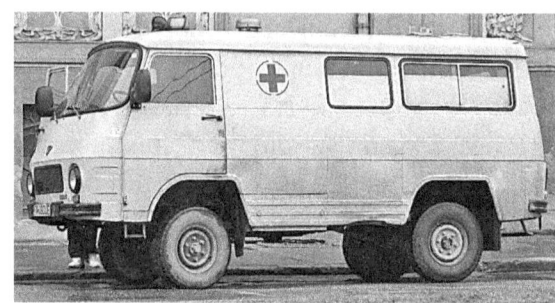

Deoarece cererea mea de a părăsi țara fusese refuzată, am început să „bombardez" autoritățile cu memorii. După cinci răspunsuri negative, am reușit într-un final să primim aprobarea după ce cazul nostru a fost citat în comisii ale Congresului American prin intervenția unui avocat din SUA. Astfel, în anul 1980, după o luptă de doi ani și trei luni, am reușit să emigrez cu familia în Israel.

PARTEA A II-A
ÎNTR-O ȚARĂ NOUĂ

Ajunși în Israel, am fost cazați într-un mic apartament pe malul mării, în clădirea Centrului de Absorbție din Kiryat Yam, un orășel-suburbie a orașului Haifa. Aici am început adaptarea la noul mediu și învățarea unei limbi complet nouă.

Programul de „absorbție/aclimatizare" dura șase luni, timp în care trebuia să ne găsim de lucru și o locuință. Dimineața, o profesoară ne preda limba ivrit (ebraica modernă), care are o structură și caractere total diferite de limbile europene. Ni s-a acordat o mică indemnizație cu care trebuia să ne întreținem. Făceam economie, cumpărând carnea direct de la magazinul abatorului, iar legumele și fructele le achiziționam dintr-o piață ieftină din Haifa unde ajungeam cu autobuzul. La întoarcere cumpărăturile puteau ajunge și la 30 kg.

Stabilirea într-o țară nouă este însoțită de un șoc. Totul este diferit: limba, cultura, obiceiurile, sărbătorile, clima. Îți pierzi poziția și legăturile sociale, cariera ți se întrerupe și trebuie să o iei de la început. Am reușit însă să depășim toate aceste greutăți prin muncă, hotărâre și optimism.

După două luni și jumătate de la venire, un chirurg pe care-l cunoșteam din România și care lucra în orașul Safed (Țfat) din nordul țării, mi-a sugerat să caut de lucru acolo, știind că au nevoie de un medic internist. M-a asigurat că în periferie se mai poate găsi de lucru, dar că în centru nu am șanse.

Chirurgul m-a luat cu mașina la un interviu și a prezentat diplomele mele directorului spitalului. Directorul s-a uitat la diplome și a spus că Israelul recunoaște diploma de medic a facultăților românești, dar nu și specializarea. Apoi, în România făcusem o specializare „la repezeală"! Trei ani în loc de cinci cum se făcea în Israel. În plus aveam un handicap și din cauza limbii. În concluzie, avea nevoie de un medic specialist, nu de un generalist care nici nu știa limba, așa că nu m-a putut angaja.

Amicul m-a sfătuit să caut de lucru în altă parte, deoarece nu am șanse să îmi iau specialitatea, el necunoscând niciun nou-venit care să fi reușit să treacă exigentele examene israeliene.

CENTRUL GERIATRIC

Printr-un alt cunoscut am aflat că la un mare centru geriatric din centrul țării au nevoie de medici. A mai adăugat că a pus și o vorbă bună în favoarea mea.

M-am prezentat la Dr. **Albert Harth** (1922 Rădăuți - 1999 Haifa), care cumula funcțiile de director administrativ și director medical. Aici discuția a decurs cu totul altfel. În primul rând puteam conversa, directorul fiind vorbitor de română și, în al doilea rând, nu avea nevoie de un specialist. Mi-a spus că îmi va aranja primirea, să-i dau telefon peste o lună.

L-am avertizat că nu cunosc prea bine limba, la care el m-a întrebat:
— Știi românește?
— Da
— Atunci ești bun!

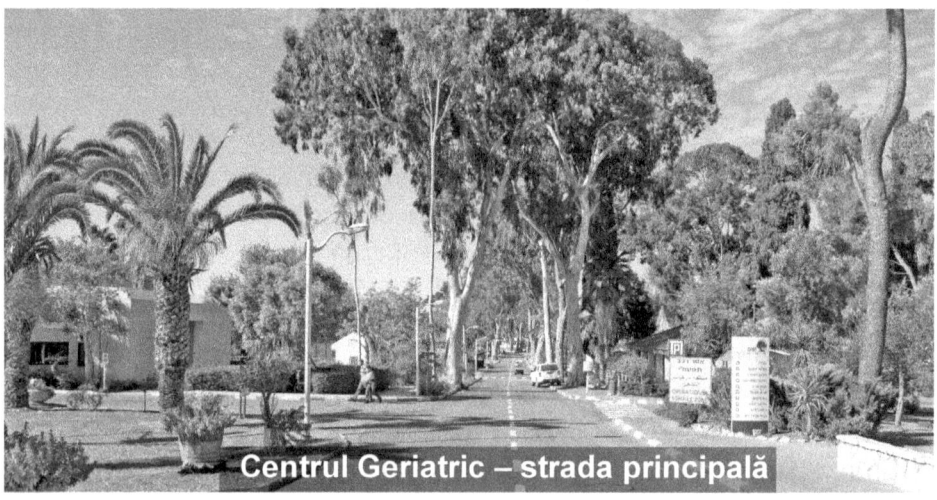
Centrul Geriatric – strada principală

Geriatria era o specialitate cam lăturalnică și desconsiderată de către lumea medicală și populație dar, neavând o altă ofertă, am acceptat-o. Astfel, la mai puțin de 4 luni de la sosirea în țară mi-am început activitatea de medic debutant în această specialitate.

Centrul Geriatric este o instituție de stat și se află pe terenul unei foste tabere militare britanice, în localitatea cu tradiție agricolă Pardes-

Hanna, la jumătatea distanței dintre orașele Tel Aviv și Haifa. Instituția se întinde pe o suprafață foarte mare, în parte împădurită cu pini și eucalipți, având zeci de pavilioane, unele clădite pe vremea britanicilor, apoi renovate.

Numărul bătrânilor internați se ridica la peste 1000, iar pavilioanele, cuprinzând în medie 30 paturi erau populate în funcție de starea funcțională a celor internați. Astfel, existau pavilioane pentru independenți (cu regim de casă de bătrâni), semidependenți, dependenți și psihogeriatrie. Mai existau trei pavilioane pentru „subacuți": Medicină Internă (majoritatea cazurilor primite fiind din instituție), Geriatrie și Recuperare. Ultimele două secții primeau majoritatea cazurilor din afara instituției, multe după operații ortopedice sau accidente vasculare cerebrale. Instituția era prevăzută cu: radiologie, laborator, fizioterapie, terapie ocupațională și farmacie.

Directorul ne-a pus la dispoziție o căsuță mică de trei camere, rămasă de pe vremea britanicilor (înainte de 1948), unde ne-am mutat, plătind o chirie rezonabilă. Copiii mergeau la școala din apropiere, soția a găsit de lucru ca medic stagiar la secția de obstetrică-ginecologie a unui spital la 10 km distanță, iar la cantina instituției puteam mânca la un preț foarte rezonabil.

La început am fost repartizat la secția de geriatrie, pe lângă o doctoriță vorbitoare de română, venită din Basarabia. M-a ajutat mult traducându-mi în română cuvintele din ivrit pe care eu le notam cu

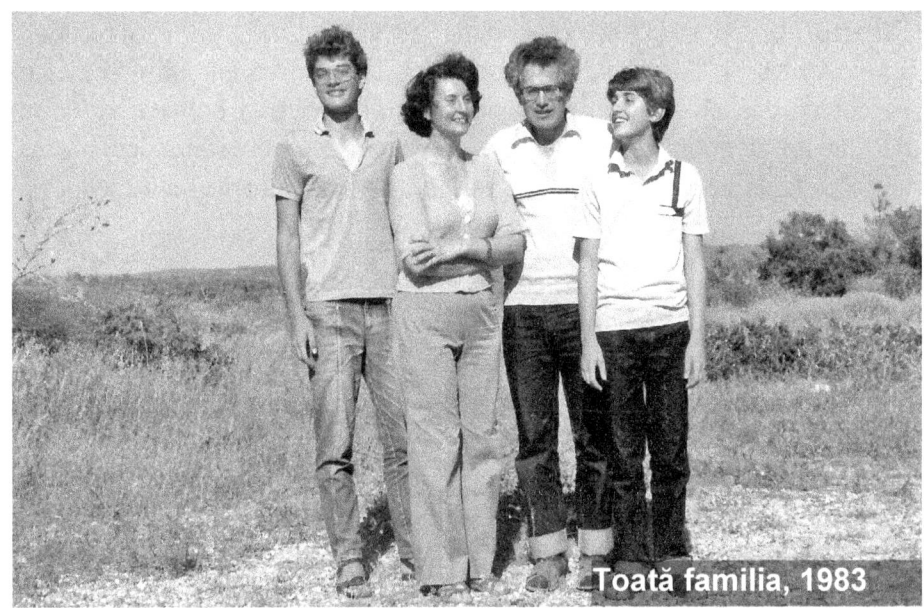

Toată familia, 1983

conștiinciozitate într-un carnețel. A trebuit să mă perfecționez la recoltarea sângelui pentru analize și inserția perfuziilor intravenoase, operațiuni care în România erau executate de surori.

Am început să rup în limba țării, dar cititul și scrisul mergeau încă greu. Mă jenam însă să mă adresez oamenilor, deoarece în ivrit nu există pronume de politețe. Ești nevoit să te tutuiești cu toți: directori, comandanți militari, necunoscuți de pe stradă etc! Pentru judecători, rabini, miniștri se poate folosi termenul „onorabile" și există un echivalent și pentru majestate.

În instituție erau și vorbitori de română: câțiva medici, printre care un neurolog foarte bine pregătit, doi laboranți, iar radiologul era din Ploiești.

Inițiind relații bune cu laboranții, am început să intru în laborator și să privesc la microscop, mai ales la frotiurile de hematologie.

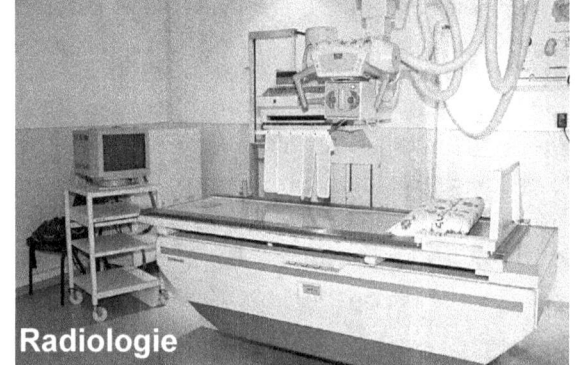
Radiologie

Radiologul era un tip special, fiind singurul pe care l-am văzut făcând o scurtă anamneză și examen fizic al bolnavului înainte de a efectua examenul radiologic. De, școala românească!

Directorul, Dr. Harth, era cam autoritar, dar un foarte bun administrator și un medic cu experiență. La cererea lui, am efectuat o cercetare despre modificările electrocardiografice la bolnavii suferind de diferite afecțiuni dintr-o secție de geriatrie. A prezentat cu succes lucrarea la un congres în Scoția (desigur, pe lista autorilor s-a trecut pe primul loc).

Am mai pus câteva diagnostice hematologice la care el nu se gândise. La un bolnav cu icter mecanic am descoperit că avea un diverticul duodenal enorm în vecinătatea sfincterului Oddi. Această cauză rară și puțin cunoscută a icterului mecanic a mai fost descrisă în literatură, dar era un bun prilej să-l prezint la un congres de geriatrie din Ierusalim. Un cunoscut s-a mirat că, venit în țară doar de un an și jumătate, m-am încumetat să prezint materialul în ivrit. Desigur, am exersat înainte de prezentare și am cerut să mi se corecteze greșelile de exprimare. M-am pregătit și citind toată literatura disponibilă în legătură cu cauzele icterului mecanic, iar prezentarea a decurs bine.

Am început să mă simt în largul meu. După primul an directorul m-a numit responsabil la secția de Medicină Internă și peste încă 10 pavilioane cu bolnavi cronici. Am legat relații foarte bune cu personalul mediu și inferior, precum și cu echipa multidisciplinară geriatrică. Aveam posibilitatea de a efectua (în cadrul instituției sau în afară) toate investigațiile paraclinice și de laborator importante de atunci, precum și consultații de specialitate.

Foloseam seringi de unică folosință (care pe atunci nu existau în România) și puteam să prescriu practic orice medicație doream. Am inițiat relații foarte bune cu farmacista șefă și îi ceream să comande medicamentele de care aveam nevoie în secție. Am văzut într-un catalog al firmei care aproviziona farmacia cu medicamente că ofereau la vânzare rivanol (vezi pag. 16) la un preț derizoriu. Știind că se va scoate din uz, am cerut să comande un kg de pulbere, care ajungea pentru prepararea a 1000 litri de soluție.

Compresele locale cu această substanță dezinfectantă aveau un efect benefic și prin evaporarea apei, care scădea temperatura și semnele de inflamație. Le prescriam cu succes în cazurile de erizipel și dermatitele cauzate de insuficiența venoasă cronică a membrelor inferioare. Stocul comandat a permis farmaciei să onoreze rețetele cu această substanță până la ieșirea mea la pensie.

Continuam să practic examenul clinic, punând accentul pe anamneză și examenul fizic, precum învățasem în România. Făceam de toate: puncții sternale, pleurale, lombare, articulare, tăierea unghiei încarnate, reducția manuală a unor hernii ce păreau încarcerate, infiltrații cu lidocaină și corticosteroizi etc.

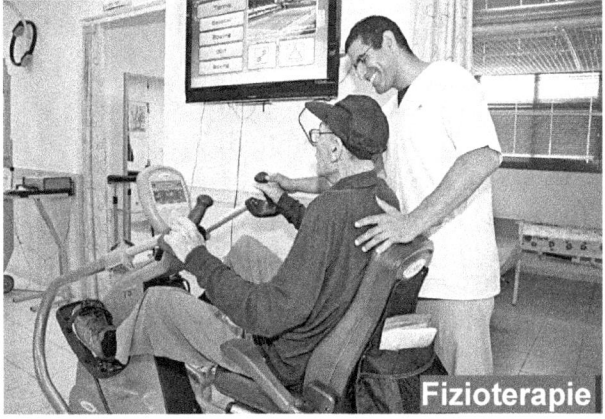
Fizioterapie

CE ESTE GERIATRIA?

Când am ajuns la Centrul Geriatric credeam că diagnosticând și tratând bătrânii la clinica de medicină internă din România știam în mare măsură geriatria. Mi-a luat mult timp până am înțeles că geriatria este de fapt altceva.

Bătrânii reprezintă o populație selectată. Ajunge bătrân numai cine nu a avut între timp o afecțiune sau accident fatal. Există o îmbătrânire cronologică (vârsta în ani) dar și o îmbătrânire biologică, care diferă de la individ la individ. Cineva la 50 de ani poate arăta ca unul la 70 de ani și invers.

Când începe procesul de îmbătrânire?
Îmbătrânirea este un proces biologic natural și inevitabil. În cursul vieții are loc o degradare progresivă morfologică și funcțională a organelor, aparatelor, sistemelor, țesuturilor. Capacitatea maximă de dilatare a pupilei este la vârsta de 16 ani, la 20 de ani începe îmbătrânirea plămânilor și a creierului, la 40 de ani cristalinul își pierde elasticitatea, mulți având nevoie de ochelari pentru citit ș.a.m.d.

Sunt unii care susțin că, de fapt, procesul de îmbătrânire începe odată cu fecundarea ovulului, la început predominând procesul de dezvoltare, care treptat se diminuează și se termină, iar procesul de îmbătrânire se augmentează și devine dominant mai târziu. Mai mult decât atât, ritmul de îmbătrânire a diferitelor organe și aparate nu este uniform și diferă chiar de la individ la individ.

Dar cine este de fapt bătrân?
Școala de geriatrie britanică a definit în mod convențional următoarele categorii:
- 60-74 ani - bătrân tânăr (young old)
- 75-90 ani - bătrân (old)
- peste 90 ani - foarte bătrân (very old)

Există și alte clasificări.

De-a lungul vieții, pe fondul procesului de degradare treptată a organismului, bătrânul „colecționează" o serie de condiții patologice. O pacientă geriatrică poate avea o sumedenie de probleme:
- boală acută: pneumonie
- boli cronice: diabet, boală coronariană, hipertensiune

- invaliditate: hemipareză după accident vascular cerebral
- probleme funcționale: merge cu greu cu ajutorul bastonului, incontinență urinară
- probleme psihiatrice: depresie, ușor deficit cognitiv
- probleme sociale: singurătate (văduvă, locuiește singură)
- probleme financiare: trăiește numai din ajutor social

Nu de puține ori pacientul suferă de una sau mai multe din cele patru cauze majore de dependență (numite „uriașii geriatriei"): imobilizarea în căruciorul cu rotile, căderi repetate, incontinența sfincterelor, tulburări mintale.

Pentru a rezolva sumedenia de probleme, medicul geriatru colaborează cu echipa multidisciplinară formată din: surori, asistenți de fizioterapie, terapie ocupațională, logoterapie, nutriție, asistență socială. Medicul geriatru este, de fapt, medicul generalist al bătrânului, precum pediatrul este medicul generalist al copilului. În afară de medicină internă, medicul geriatru trebuie să aibă cunoștințe de ortopedie, recuperare, neurologie, psihiatrie, urologie, etc.

Secția de geriatrie trebuie proiectată și utilată pentru a ușura tratamentul și funcționarea acestor pacienți. Pentru cărucioarele cu rotile vor exista rampe de acces, uși și spații largi; pentru ușurarea așezării și ridicării celor internați paturile, scaunele, toaletele trebuie să fie mai înalte, etc.

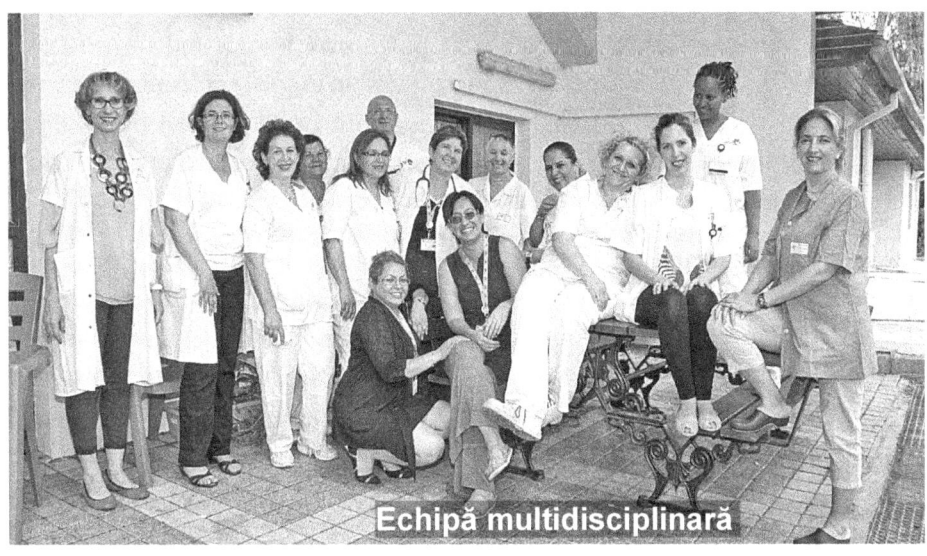

Echipă multidisciplinară

SOȚIA

Vreau să aduc un omagiu soției, care a depus eforturi uriașe pentru a ne integra în noua țară. Voința și efortul ei neîncetat de a se afirma profesional, precum și contribuția sa esențială la stabilitatea noastră financiară, educația copiilor și menaj sunt remarcabile.

A reușit să fie admisă ca stagiară în secția de ginecologie obstetrică la spitalul din orașul Hadera. A fost primită cu multă suspiciune și neîncredere: venită din România, probleme cu limba și, pe deasupra, și femeie! Se pare că a fost prima doctoriță care a lucrat în această secție, toți medicii fiind până atunci bărbați.

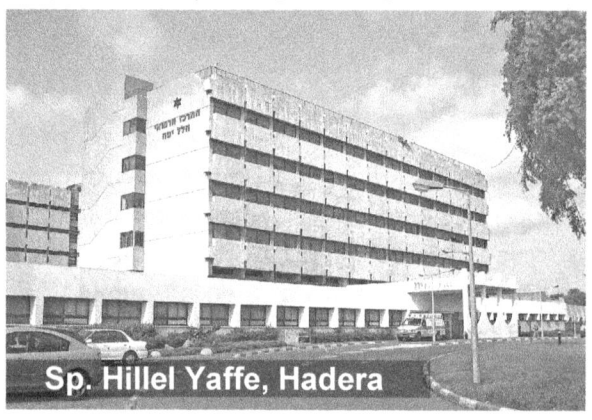
Sp. Hillel Yaffe, Hadera

Treptat, a început să se impună. Încă o dată, s-a afirmat o absolventă a școlii românești (profesorul Aburel - Spitalul Filantropia). Desigur, a contat și experiența câștigată prin practicarea profesiei în România. A început să participe la operații și să facă gărzi la sala de nașteri. Au fost luni când efectua chiar și zece gărzi, ceva extrem de extenuant.

După terminarea stagiului a fost primită la policlinică, unde era mare nevoie de doctorițe în această specialitate. În urma referințelor bune de la spital și la cererea policlinicii i s-a recunoscut dreptul de a lucra ca medic de femei, fără examenul de specialist. Din păcate însă, salariul de medic generalist era mult mai mic decât cel de specialist.

A fost trimisă printre altele să dea consultații în teritoriul intrat în administrația Israelului după „Războiul de șase zile" (1967), atât în așezări evreiești cât și în localități arabe. La policlinică a început să fie asaltată de paciente religioase și de arăboaice, fiind singura femeie medic ginecolog. Îmi aduc aminte că într-o zi, când lucrase și după amiaza, a venit acasă foarte obosită, spunându-mi că în cursul zilei a examinat 70 de paciente.

Cei de la spital continuau să-i acorde încredere, diagnosticele pacientelor trimise de ea la camera de gardă confirmându-se. La trei ani după sosirea în țară a închiriat un cabinet medical particular de ginecologie în orașul Netanya, aflat la 30 km. Instrumentarul l-am cumpărat relativ ieftin, de la soțul unei doctorițe care decedase. Acum, în afara muncii de la policlinică, primea și paciente particulare. Astfel, în primii ani, cu o muncă deosebit de intensă, câștiga mai bine decât mine.

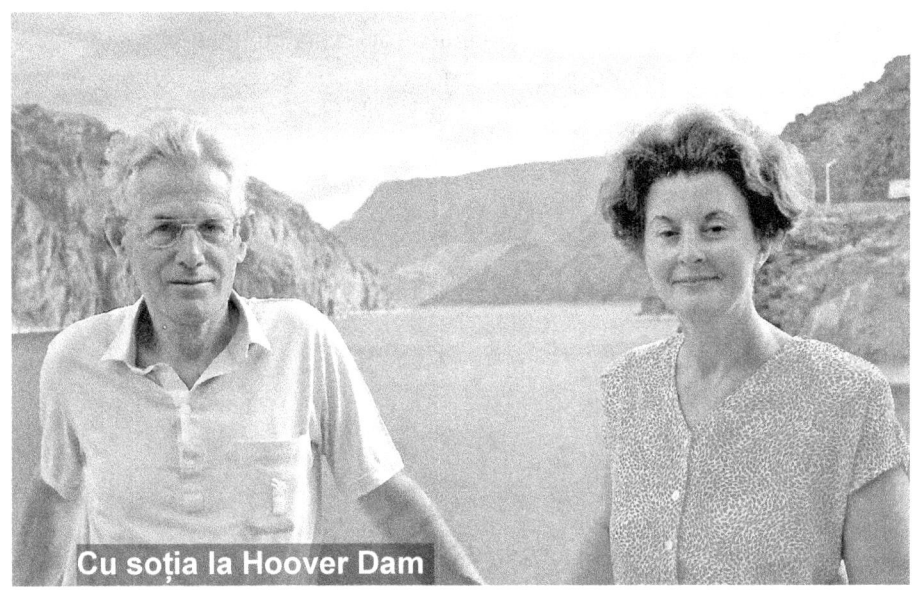

Cu soția la Hoover Dam

Specializarea în medicină internă, a doua oară

Am făcut cereri la autoritățile medicale să mi se recunoască specialitatea în medicină internă. Mi-au răspuns că trebuie să mă prezint la două probe: treapta întâi - examen scris și treapta a doua - examen oral și practic la patul pacientului.

Scriindu-le că în România am fost asistent universitar, mi-au răspuns că în acest caz trebuie să fac un stagiu de o jumătate de an într-o secție de medicină internă cu drept de specializare, iar dacă șeful de secție îmi va da o recomandare favorabilă, mă pot prezenta direct la treapta a doua a examenului. Pentru mine era un mare avantaj, problema cea mai mare fiind descifrarea dificilă a scrisului și înțelegerea termenilor medicali în ivrit.

Spitalul Rambam

La trei ani de la sosirea mea în țară, directorul și-a dat asentimentul să plec în stagiul de medicină internă. M-am prezentat la secția întâi de Medicină Internă din spitalul Rambam (numele în ivrit a lui Maimonide) din Haifa și i-am explicat sefului de secție, Dr. **Elroy**, scopul audienței. M-a privit cu suspiciune și convorbirea s-a desfășurat cam așa:
— De ce ai venit tocmai la mine?
— Fiindcă am auzit că aici este o clinică medicală cu nivel bun.
— Dar să știi că dacă nu promovezi examenul, este o notă proastă și pentru mine!
— Dacă credeți că nu sunt suficient de bine pregătit pentru examen, puteți să nu îmi dați avizul!
— Bine, atunci poți să începi stagiul.

În secție erau mulți medici secundari. Medicina era mult mai tehnologizată decât în România, având la dispoziție tomograf computerizat, ecografe și toate investigațiile de laborator. Medicii secundari făceau intubații traheale, la nevoie bolnavilor făcându-li-se respirație artificială în secție, iar unii dintre ei efectuau biopsii hepatice.

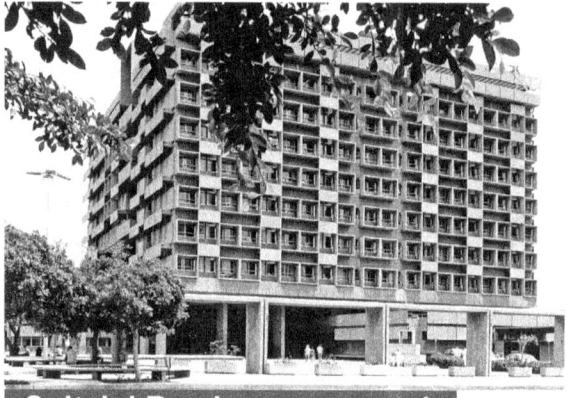
Spitalul Rambam: aspectul înainte de renovarea din 2008

La internare, bolnavului i se făceau anamneza și examenul fizic, dar semiologia nu era la nivelul marilor clinici românești, diagnosticul bazându-se mai mult pe investigațiile paraclinice și de laborator. Nici șeful de secție, care avea profunde cunoștințe de medicină internă, nu examina bolnavii în cursul vizitei așa cum eram obișnuit în România. Asculta ceea ce raportau secundarii și apoi comenta cazul. Discuțiile se purtau pe baza „Cărții", tratatul de medicină internă al lui Harrison, care se afla și în secție, la dispoziția tuturor. Rulajul bolnavilor era extrem de mare, aceștia fiind externați cât mai repede, cu tratament continuat la domiciliu. Multe analize și investigații se efectuau ambulatoriu.

În timp ce eu mă încăpățânam să percutez un bolnav, un rezident vine cu rezultatul tomografiei computerizate și, privindu-mă puțin ironic, îmi spune: „Asta este baza diagnosticului". Ca stagiar, fiind cel mai mic în grad și cu ivritul meu greoi, nu prea eram băgat în seamă.

Într-o zi se internează un bolnav care de trei săptămâni se plângea de dureri în urechea dreaptă și de febră. Examenul ORL executat ambulatoriu a fost normal. Medicul secundar îl examinează și recomandă examene și analize extinse pentru investigarea cauzei febrei. La urmă îl examinez și eu și aflu că înainte a suferit de o boală virală respiratorie, iar la examenul fizic găsesc un mic nodul sensibil la palpare în lobul tiroidian drept.

La vizită, după expunerea medicului secundar, Elroy mă întreabă și pe mine dacă mai am ceva de adăugat. Îi spun că, după părerea mea, este vorba de o tiroidită subacută postvirală, iradierea durerii în ureche fiind descrisă în literatură. Analizele au confirmat diagnosticul, iar bolnavul a fost externat să-și continue acasă tratamentul cu aspirină, recomandată în această afecțiune.

În cursul unei vizite prin secție, însoțit de toată suita de medici, un secundar prezintă o femeie cu flebită superficială a ambelor gambe. Având în vedere bilateralitatea și aspectul leziunilor cutanate, nu prea îmi suna bine acest diagnostic. La sfârșit, când s-a mai rărit îngrămădeala doctorilor din jurul bolnavei, am reușit să palpez aceste leziuni ușor sensibile. Spre sfârșit, când se pregăteau să prezinte cazul următor, izbucnesc fără să fiu întrebat:
— Nu cred că este vorba de flebită!
— Dar ce crezi că este?
— Eritem nodos!
Secundarii au cam sărit cu gura pe mine auzind acest diagnostic bizar, dar Elroy mi-a luat apărarea:
— Poate are dreptate!
Examenul dermatologic și biopsia au confirmat diagnosticul. Noroc cu dermatologia învățată la Colentina!

Ulterior, șeful de secție a mai fost de acord cu interpretarea pe care o făcusem unor trasee electrocardiografice mai dificile, precum și cu câteva comentarii în legătură cu unele modificări hematologice. Treptat, medicii au început să mă accepte și, din când în când, chiar să se sfătuiască cu mine.

Gărzile erau deosebit de grele. Asiguram nu numai secția de interne și primeam noii internați, dar eram chemat și la cazuri din alte secții ca: ortopedie, urologie, oftalmologie, etc. Dacă adaug și dificultățile mele la scriere, practic nu apucam să mă odihnesc. Plecam cu noaptea în cap de acasă, din Pardes Hanna, ajungeam cu trenul la Haifa în apropierea spitalului, începeam serviciul și continuam cu garda până a doua zi la prânz, ajungând înapoi acasă după amiază.

Uneori și medicii secundari puneau diagnostice la care eu nu mă gândisem. Un bucătar tânăr din orașul Eilat, port la Marea Roșie din sudul țării, s-a internat cu febră îndelungată, slăbire masivă în greutate, hepatosplenomegalie și anemie severă. Investigațiile paraclinice și de laborator erau nespecifice. Una dintre secundare mi-a spus că ea se gândește la leishmanioză viscerală. Necunoscând bine domeniul, am cam evitat să comentez cazul. Studiind apoi literatura, am aflat că deși boala era practic inexistentă în țară, simptomatologia cazului se potrivea cu cea descrisă în cărți. Am asigurat-o pe secundară că probabil are dreptate.

Este o boală parazitară gravă, cu mortalitate ridicată, în Africa purtând și numele de *kala-azar*. Boala este produsă de un unicelular (protozoar) care provoacă cele mai multe decese din lume cauzate de o boală parazitară, după malarie. Parazitul invadează ficatul, splina, măduva osoasă, producând febră, scădere în greutate, istovire, anemie. Boala netratată se termină de obicei cu moartea gazdei. Biopsia hepatică a evidențiat parazitul și după tratamentul cu pentamidină, bolnavul și-a revenit complet, arătând ca un alt om când ne-a vizitat la câteva luni de la externare.

La terminarea stagiului, Elroy mi-a dat un aviz foarte bun, scriind: „Are o gândire clinică excepțională, în ciuda dificultăților de limbă". După ce am fost programat la examen, m-am întors să-i comunic că voi fi examinat de către profesorul Elyakim, de la spitalul Hadassa din Ierusalim. A făcut o mutră acră, spunând că nu am noroc, profesorul fiind nu numai exigent, dar și un „om rău". Lui îi picase mai mulți secundari valoroși. Nu am fost încurajat de această știre.

Examenul

Am studiat și răs-studiat manualul lui Harrison, dar eram foarte tensionat. Soția m-a încurajat zicându-mi:
— Tu faci tot ce-ți stă în putință, dar ai un loc de muncă asigurat și nu-i nici o tragedie dacă nu treci examenul!

Am călătorit amândoi la Ierusalim și m-am prezentat la examen, la secția profesorului **Marcel Elyakim** (1923-2013). În afară de mine mai erau încă doi candidați care urmau să fie examinați. A apărut profesorul, destul de bătrân, înalt și supraponderal, cu fața severă. Ne-a întrebat pe fiecare de unde venim. Cei doi veneau de la spitale cu renume, unde efectuaseră secundariatul de cinci ani. Când a auzit că eu vin de la Centrul Geriatric din Pardes Hanna, a făcut ochii mari. M-a mai întrebat cum mă descurc cu limba, eu răspunzându-i că mă străduiesc.

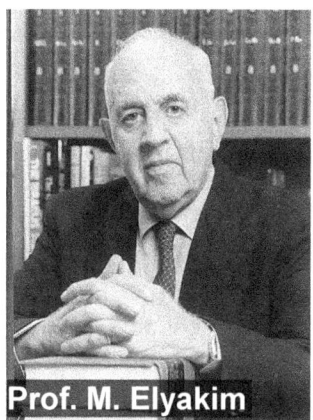
Prof. M. Elyakim

Ne-a spus:
— Dacă ați ajuns la treapta a doua a examenului, înseamnă că știți „cartea"; ceea ce vreau eu să văd e cum vă descurcați cu clinica.

Mi s-a dat spre examinare o bolnavă ultrareligioasă cu gușă și exoftalmie, lăsându-mă timp suficient cât să-i fac examenul clinic. A apărut apoi profesorul, care mi-a cerut să-i examinez în fața lui aparatul respirator și splina. I-am făcut o demonstrație ca în fața studenților din România. Am aplicat cele patru metode ale examenului fizic, neuitând să fac palparea vibrațiilor vocale, manevra Hirtz pentru mobilitatea diafragmatică, percuția domurilor pleurale, etc.

Profesorul nu a scos un cuvânt și mi-a cerut să prezint cazul. Am expus anamneza, examenul fizic și am concluzionat că este vorba de o boală Graves Basedow tipică ce prezintă mai multe semne oculare. M-a întrebat ce tratament recomand, iar eu am optat pentru operație de către un chirurg cu experiență în acest domeniu. I-am argumentat că prefer operația față de tratamentul cu iod radioactiv și pentru că este vorba de o femeie ultrareligioasă, care poate oricând să rămână gravidă.

Mi-a replicat:

— Și ce, o trimiți așa, deodată, la operație?

Am explicat că prima dată o echilibrez medicamentos apoi, înainte de operație, i se va administra iodură de potasiu.

Profesorul m-a luat apoi într-un alt salon, unde zăcea un bolnav intens icteric. Mi-a prezentat foarte pe scurt rezultatul câtorva analize ca bilirubina totală, bilirubina directă, fosfataza alcalină și m-a întrebat:

— Ce faci? Îl operezi sau nu?

Orice variantă alegeam era greșită. Nu poți să iei o hotărâre fără să cunoști etiologia afecțiunii!

Am răspuns:

— După analizele care mi le-ați dat, este vorba de un icter mecanic. Nu mi-ați spus că a avut dureri. Un icter mecanic care a apărut fără dureri probabil e cauzat de un cancer de cap de pancreas (de la profesorul I. Bruckner citire), dar mai pot fi multe alte cauze.

Am început să înșir și să comentez un mare număr de cauze posibile ca: metastaze în ganglionii hilului hepatic, cancer de ficat, cancer de căi biliare, calculi biliari, ampulomul sfincterului lui Vater, ascarid în calea biliara principală, diverticul duodenal, amintind și posibilele cauze intrahepatice precum colangita sclerozantă. Bine că trecusem în revistă etiologia icterului mecanic în urmă cu doi ani când prezentasem cazul cu icterul cauzat de diverticulul duodenal.

Pe lângă profesor mai participau la examinare încă două persoane, a căror funcții nu le cunoșteam. Când am părăsit salonul, unul dintre ei mi-a șoptit: „Ai răspuns frumos!"

Cazul următor a fost un bolnav cu ciroză hepatică, unde profesorul mi-a cerut să-i înșir semnele cirozei hepatice fără semnele de hipertensiune portală. Desigur nu era voie să amintesc semne importante ca ascita, splenomegalia, circulația colaterală în „cap de meduză", etc. Am început cu semnele cutanate ca steluțele vasculare, pierderea părului axilar, edemele membrelor inferioare etc. ca să termin arătând că uitându-ne numai la o mână, putem descoperi o sumedenie de semne ca: icter, semne de grataj din cauza pruritului dat de acumularea sărurilor biliare, eritroză palmară, retracția Dupuytren, unghii albe, unghii hipocratice. Noroc că această întrebare era uneori pusă de către profesorul Păun la examenul studenților!

La sfârșit am fost condus într-un cabinet unde mi s-au pus în față vreo șase trasee electrocardiografice, dintre care două erau mai dificile. Unul era un flutter atrial dar undele F nu se vedeau, fiind ascunse sub complexele QRS și undele T. Celălat traseu era un bloc atrio-ventricular complet, care semăna cu un bloc de gradul doi, fiind diferențe foarte mici între distanțele dintre a doua undă P și complexele QRS. Desigur, am dezlegat cu promptitudine traseele (să trăiască doctorul Alinescu!).

Unul dintre doctorii examinatori m-a întrebat ce funcție am avut în România. I-am spus că am fost asistent la profesorul Păun în București. M-a anunțat că, bineînțeles, am luat examenul și, după ce am părăsit cabinetul, mi-a șoptit „Ai luat cu evidențiere!". Candidaților pentru obținerea titlului de specialist li se comunică doar dacă au promovat sau nu examenul. Nota este secretă, transmițându-se doar Biroului Funcțiilor Publice.

Acum am înțeles de ce secundarii lui Elroy picau la examen. Elyakim „cel bătrân" (fiul este tot medic) era unul dintre „dinozaurii" care cunoșteau încă semiologia și practicau clinica clasică alături de medicina modernă.

După examen, l-am vizitat pe Elroy mulțumindu-i pentru stagiul efectuat în clinica condusă de el, iar el mi-a cerut să-i povestesc cu de-amănuntul cum a decurs examenul. La invitația mea, a făcut o vizită de lucru la Centrul Geriatric, împreună cu toți medicii clinicii.

Specialist în medicină internă

Întors la Centrul Geriatric, mi-am continuat activitatea cu mai mult avânt, având și un spor de salariu ca medic specialist.

Strongiloidoza

La secția de medicină internă primim o pacientă de 66 ani, care suferea de doi ani de dureri abdominale intense, diaree, grețuri, scăderea apetitului și pierdere în greutate. Simptomele apăruseră în urma tratamentului cu prednison și clorambucil pentru leucemie limfatică cronica cu celule B. Din antecedente, remarc că în ultimii 25 de ani a fost diagnosticată de șase ori cu pneumonie, iar de patru ani se știa că are eozinofilie.

La primire, bolnava suferea de tuse cu expectorație muco-purulentă, era subfebrilă, emaciată, cu poliadenopatie, câteva raluri bronhiale, abdomenul destins și dureros la palpare, splina ușor mărită. Hemograma: leucocite 26.000/mmc. cu limfocitoza, neutrofilie și eozinofilie 16%.

Deși în micul nostru laborator aveam numai doi laboranți (amândoi vorbitori de română), unul se pricepea să execute examenul coproparazitologic. La examenul microscopic, s-au găsit numeroase larve rabditoide de *Strongyloides Stercoralis*.

Este vorba de un vierme care trăiește pe sol, cu o largă răspândire mondială, care poate să-și continue viața liberă pe pământ sau să devină parazit. Viermele adult (masculi și femele) măsoară între 0,9 și 2,5 mm. lungime, larvele fiind mult mai mici. După împreunare, femela depune ouă din care eclozează larve rabditoide care se dezvoltă în adulți, continuând viața pe sol. În anumite condiții, larvele rabditoide se pot transforma în larve strongyloide, infestante pentru om.

Perforând pielea gazdei care vine în contact cu solul, pătrund în sânge, ajung la inimă prin vene, de acolo în plămâni, intră în alveole, sunt eliminate prin trahee, fiind apoi înghițite, ajung în intestinul subțire, unde devin adulți. Fără a se împreuna, femelele depun ouă (partenogeneză) din care eclozează larve rabditoide neinfestante care, ajungând pe sol, repetă ciclul descris mai sus.

Străbaterea pielii de către larve poate să dea erupții cutanate pruriginoase care durează câteva zile. Faza pulmonară poate să dea tuse, simptome astmatiforme, uneori aspect radiologic de pneumonie (infiltrație cu eozinofile). Faza intestinală se caracterizează prin dureri abdominale, grețuri, episoade diareice, constipație.

Există și posibilitatea de auto-infecție, o parte din larvele rabditoide putându-se transforma în larve strongyloide încă înainte de a părăsi intestinul. Ele pătrund în sânge fie prin peretele intestinal, fie prin tegumentele perianale. Astfel infecția poate continua indefinit.

Mulți pacienți, altfel sănătoși, pot găzdui parazitul timp de decenii, fiind asimptomatici. Pacienții imunodeprimati (SIDA, tratatament imunosupresor) pot face o formă diseminată, deseori mortală, cu o invazie masivă a plămânilor şi a altor organe de către larve.

Am tratat pacienta cu tiabendazol 10 zile, tratamentul fiind repetat după trei săptămâni. În urma tratamentului a survenit o îmbunătăţire substanţială în starea generală a pacientei. Durerile abdominale, diareea, greţurile, inapetenţa, tusea, expectoraţia, eozinofilia s-au diminuat, apoi au dispărut complet.

Tabloul clinic pledează pentru o formă diseminată a bolii în urma tratamentului imunosupresor şi a leucemiei limfatice cronice. Bolnava imigrase în ţară în urmă cu 35 de ani din Ungaria. În Israel, ca şi în alte ţări cu economie dezvoltată, unde fecalele nu vin în contact direct cu solul, infecţiile cu acest parazit sunt aproape inexistente. Boala însă există la mulţi imigranţi, mai ales la cei veniţi din Etiopia. Probabil în cazul nostru infecţia s-a produs în Ungaria; la început auto-infecţia fiind asimptomatică.

Este interesant că după 10 ani s-a publicat un caz asemănător cu strongyloidoză diseminată (dar fără leucemie), tot la o femeie venită de mulţi ani din Ungaria. Desigur, am trimis un comentariu care a apărut la „*Scrisori de la cititori*", în care am reamintit pe scurt cazul nostru publicat în aceeaşi revistă, dar necitat.

APARTAMENTUL

În anul 1985 ne-am mutat în oraşul Hadera, la 10 km de Pardes Hanna. Era un orăşel cu vreo 40.000 locuitori, pe malul Mării Mediterane, la 50 km nord de Tel Aviv şi sud de Haifa.

Localitatea a fost întemeiată în anul 1891, iar numele provine de la cuvântul arab „hadra", care inseamnă „verde". Verdeaţa provenea de la mlaştinile întinse unde bântuiau ţânţarii anofeli purtători ai parazitului malariei. Primii locuitori au plătit un tribut greu malariei, mortalitatea fiind ridicată mai ales în rândul copiilor. Problema s-a rezolvat numai după drenarea şi secarea mlaştinilor şi implementarea unui plan la nivel naţional de eradicare a malariei. Acest plan foarte eficient şi cu răsunet mondial a fost conceput de microbiologul Dr. Israel Kligler, care a fost educat în America şi care s-a bazat pe cercetări științifice și educația populației[16].

Aveam un vecin bătrân, născut aici la începutul secolului XX. Întrebându-l despre numărul locuitorilor din Hadera pe vremea copilăriei sale, s-a gândit timp îndelungat.
— La ce te gândești așa mult? l-am întrebat.
— Îi număr! mi-a răspuns el, cu subînțeles.

Astăzi populația orașului se apropie de 100.000. Această creștere rapidă a populației (mai ales prin emigrare, dar și prin natalitate peste media țărilor vestice) este foarte pregnantă în Israel.

Am cumpărat aici un apartament nou, pe două nivele și cu două intrări. Aici am amenajat un mic cabinet medical, unde am început și eu să dau consultații particulare. Având posibilitatea să consulte aici, soția a închis cabinetul închiriat la Netanya.

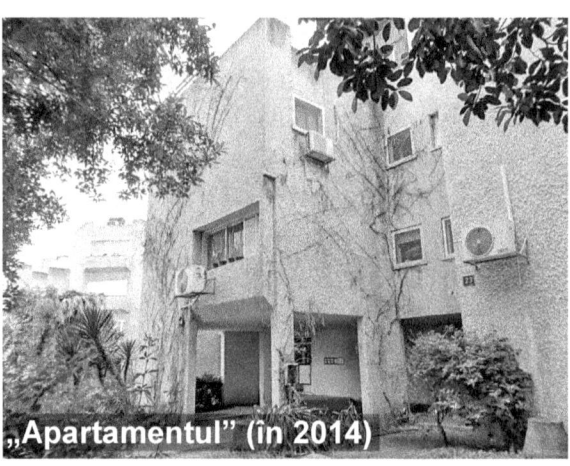
"Apartamentul" (în 2014)

Am început să plătim apartamentul cu un an și jumătate înainte de darea lui în folosință, făcând și un împrumut bancar de 40.000 dolari.

La începutul anilor '80 în Israel era inflație, care în 1984 ajunsese la peste 400% anual. Este adevărat că salariile creșteau, fiind conexate la indexul de inflație, dar și împrumutul bancar creștea, așa că deși mi se rețineau ratele în fiecare lună, datoria tot creștea. Deși după anul 1985 inflația anuală a scăzut la 20%, eram atât de speriați de creșterea datoriei, încât lucrând intens amândoi, în câțiva ani am reușit să lichidăm împrumutul.

Un vecin israelian, căruia i-am spus intenția mea, avea o altă părere:
— Doctore nu faci bine! În locul dumitale aș mai împrumuta 40.000 de dolari și aș cumpăra terenuri. Valoarea lor o să crească!

---

[16] *pentru detalii privind eradicarea malariei vezi postarea din 26 aug. 2018 pe xcursii.blogspot.com*

— Poate ai dreptate, dar eu vreau să dorm liniștit și, la cât mă pricep eu, valoarea terenurilor cumpărate de mine ar putea să scadă. Vecinul a avut totuși dreptate. În câțiva ani prețul terenurilor s-a triplat, dar nu mi-a părut rău, eu având alte preocupări și nefiind interesat de investițiile imobiliare.

Mai târziu, băiatul nostru cel mare a absolvit medicina și după un timp a emigrat în Statele Unite, unde s-a specializat în medicină nucleară și imagistică. Cel mic a terminat Politehnica din Haifa, devenind inginer. Cerând să urmeze facultatea înaintea încorporării, s-a obligat să lucreze după absolvire ca inginer în armată timp de șase ani.

Vizita în Anglia

În anul 1986, British Council mi-a facilitat o vizită de lucru în Anglia. Spunându-le că mă interesează modul de organizare a secțiilor de geriatrie, au programat vizitarea a douăsprezece spitale geriatrice.

Varietatea modelelor de organizare a fost peste așteptări! În toate secțiile geriatrice erau primiți pacienți ce necesitau spitalizare din cauza unor afecțiuni acute sau decompensarea unor afecțiuni cronice, dar criteriile de internare la secția de geriatrie variau de la spital la spital. Prezint câteva exemple.

La **St. George Medical School** din Londra se primeau la geriatrie pacienții cu probleme funcționale: imobilizare, incontinență, căderi repetate, etc., secția fiind utilată pentru primirea unor astfel de cazuri. Un pacient foarte bătrân, fără tulburări funcționale, era primit la secția de medicină internă, pe când unul mai tânăr, dar cu probleme funcționale, era primit la geriatrie.

În alte spitale se utiliza criteriul vârstei cronologice. Toți cei peste vârsta de 75 ani erau spitalizați la geriatrie. De fapt era o secție de medicină a bătrânului.

La **Radcliffe Infirmary** din Oxford era un model foarte interesant, numit „*Integrare*". Toți pacienții, indiferent de vârstă și starea funcțională, erau internați în aceeași secție și rămâneau în patul alocat, până la externare. Cei ce se schimbau erau medicii responsabili de îngrijirea bolnavului. De exemplu, un pacient cu probleme funcționale era îngrijit de medicul geriatru, dar după o operație cardiacă de urgență trecea în responsabilitatea cardiologului, pentru ca după apariția unor probleme renale acute, nefrologul să preia cazul.

Desigur, medicii de diferite specialități colaborau încontinuu și se declarau foarte mulțumiți de acest model. Dimineața, fiecare medic se uita pe computer să vadă care sunt pacienții săi.

În **Nottingham Medical School** erau două secții: una de geriatrie și una de psihogeriatrie. În ambele secții pacienții erau îngrijiți de medici geriatri și psihiatri. Susțineau că relațiile reciproce strânse între corp și psihic (trup și suflet) justificau acest model și se declarau mulțumiți de rezultate.

Am încercat să văd cât mai mult din Londra, vizita mea în Anglia durând o lună și jumătate și având astfel mult timp liber. În zilele libere plecam cu metroul dimineața și vizitam cât mai multe obiective în zona cercetată în acea zi. Spre seară mă întorceam la hotelul modest de două stele unde, în lobby, îl întâlneam de obicei pe fiul proprietăresei hotelului, un tânăr de vreo 30 ani. Mă întreba: "Ce ai văzut astăzi?". După ce îi povesteam ce obiective am vizitat, îmi răspundea: „Formidabil, eu m-am născut aici și nu am văzut toate acestea!".

Într-adevăr, Londra are o bogăție formidabilă de obiective. M-au impresionat în special muzeele, întesate cu obiecte de artă și relicve istorice dintr-o țară care n-a cunoscut ocupație militară de aproape o mie de ani. Poți să vezi începând de la scheletul calului lui *Henric al VIII-lea* până la *Doomsday Book*, care a fost completat în anul 1086 la ordinul regelui *Wilhelm Cuceritorul*. Aceste manuscrise de peste treisprezece mii de pagini cuprind un recensământ al valorii proprietăților fiecărei familii; datele înscrise în latină medievală pentru stabilirea taxelor fiind incontestabile. Denumirea de *Doomsday Book* s-a dat mai târziu, însemnând „Cartea Judecății de Apoi".

Am avut ocazia să simt și amabilitatea engleză. La plecarea din Oxford, l-am întrebat pe fiul proprietarului micului hotel la care am stat cum să comand un taxi spre gară. Mi-a răspuns că mă duce el cu mașina, m-a ajutat și la transportul bagajului, dar a refuzat plata.

Altă dată, când am ajuns la gara din Southampton, oraș port din sudul Angliei, pe peron mă aștepta profesorul **Hall**, șeful secției de geriatrie.

După ce am coborât, mi-a luat bagajul din mână și m-a condus cu mașina la hotel. Același lucru l-a făcut și la plecare, ducându-mă de data aceasta de la hotel la gară. M-am simțit prost, el ditamai profesor, iar eu un medic simplu, mai ales știind că nu voi putea să mă revanșez vreodată. A fost singurul geriatru din Anglia pe care, întrebându-l, mi-a spus că a folosit *Gerovitalul* românesc, dar cu rezultate incerte.

Am simțit și reversul amabilității când, tot în Southampton, în timp ce mergeam singur pe trotuar, s-a oprit lângă mine un microbuz plin cu „microbiști" amețiți și cu băutura în mână. La întrebarea lor cu ce echipă țin, am preferat să mă îndepărtez cât mai repede, fără să le răspund.

La întoarcerea în țară am publicat un articol într-o revistă medicală despre modelele de organizare a secțiilor de geriatrie din Anglia.

INCONTINENȚA URINARĂ

Pierderea involuntară a unei cantități mai mici sau mai mari de urină este frecventă în rândul populației, mai ales la femei, iar frecvența incontinenței urinare crește odată cu vârsta. În multe cazuri pacienții nu se plâng medicului, încercând să se descurce singuri cu această problemă.

După un studiu din Marea Britanie, procentul incontinenței urinare în rândul populației vârstnice din comunitate ajunge la 30% din femei și 15% din bărbați. După același studiu, frecvența acestei tulburări la pacienții geriatrici dependenți se apropie de 60%.

Una din formele frecvente este incontinența urinară de efort. De obicei este vorba de femei care pierd urina de câte ori crește presiunea intraabominală (tuse, râs, efort fizic, etc.). Cauzele pot fi slăbirea sfincterului vezical sau relaxarea musculaturii planșeului pelvin.

Un alt mecanism poate fi hiperactivitatea mușchiului detrusor. Este vorba de imposibilitatea de a se reține până ajungerea la toaletă, în urma contracției necontrolate a mușchiului detrusor.

Incontinența poate să apară și în urma unei vezici suprapline, care nu se poate goli, ceea ce duce la o scurgere aproape permanentă a urinei. Cauzele pot fi obstrucția ieșirii din vezică (hipetrofie de prostată, strictură uretrală, etc.) sau lipsa de contracție (atonia) a mușchiului detrusor.

Urodinamica

L-am convins pe doctorul Harth să cumpere un aparat de urodinamică, așa cum văzusem într-o secție de geriatrie în Anglia. În cadrul examenului se măsoară fluxul urinar și reziduul din vezică. Apoi, insuflând în vezică bioxid de carbon, sunt înregistrate variațiile presiunii intravezicale, testând reacția mușchiului detrusor. Astfel se poate stabili mecanismul incontinenței.

De obicei urodinamica obiectiviza și confirma diagnosticul deja pus în mod clinic. Uneori erau însă situații mai complexe. O pacientă avea vezica plină din cauza mușchiului detrusor aton care nu se contracta. Cerându-i să încerce să urineze, a început să tușească în mod voluntar și la fiecare tuse se elimina o cantitate de urină. Spre „norocul" ei avea și incontinență de efort, pierzând urina la creșterea presiunii intraabdominale. Astfel, prin tusea voluntară putea să-și golească parțial vezica. Incontinența de efort permitea compensarea parțială a incontinenței prin atonia mușchiului detrusor.

Nu am obținut rezultate deosebite în tratamentul incontinenței urinare, medicamentele pe care le aveam la dispoziție având o eficacitate limitată. În schimb, o doctoriță care terminase specializarea în geriatrie la instituția noastră a conlucrat cu o grupă de medici de la spitalul Rambam din Haifa, care se ocupa de incontinența urinară. După această colaborare a obținut rezultate deosebite, aplicând intervenții comportamentale: reantrenarea vezicii, exerciții ale musculaturii pelvine, înregistrarea ieșirilor, ieșiri planificate, etc.

Specializarea în geriatrie

Lucrând de ani de zile în geriatrie, am hotărât să aprofundez materia și să mă specializez în acest domeniu. Doctorul Harth nu s-a arătat prea fericit de hotărârea mea și a încercat să mă convingă că nu are rost să mai fac încă o specializare deoarece eram deja specialist în medicină internă. Eu totuși m-am încăpățânat, iar el până la urmă și-a dat acordul, nevrând să mă piardă.

Am început un stagiu la secția de recuperare din spitalul Beit Levenstein din Raanana. Acolo am mai învățat câte ceva din această specialitate. În plus, l-am convins pe Harth ca să cumpărăm un mic aparat Doppler pentru investigarea circulației periferice, așa cum învățasem acolo.

Harth avea multe relații la Ministerul Sănătății și a obținut o aprobare să nu mai trebuiască să fac și alte stagii înainte de examen. După ce am studiat manualele de geriatrie pe care le aveam la dispoziție, m-am prezentat la examen, pe care l-am trecut fără probleme.

Am fost anunțat că pot să-mi ridic noua diplomă de specialist de la secția Ministerului Sănătății din orașul Hadera, unde locuiam. Deoarece nu aveam nevoie de diplomă, am ridicat-o abia după un an. Întâmplător, imediat după ce am intrat în posesia ei, am întâlnit o funcționară de la Centrul Geriatric. Întrebându-mă ce fac, i-am spus de diplomă.
— Cum?! Ai diplomă de specialist în geriatrie? Ți se cuvine o grămadă de bani!
Nu știam că specialitatea are un spor substanțial de salarizare, așa că am primit o sumă frumușică retroactiv, pe acel an.

ȘEF DE SECȚIE

Specializarea în geriatrie m-a ajutat și la concursul din anul 1988, când am obținut postul oficial de șef de secție. Secția cuprindea, în afară de Medicină Internă, pavilioane de semidependenți, dependenți și patru pavilioane de bolnavi demenți (psihogeriatrie).

Harth s-a pensionat, apoi de-a lungul anilor s-au mai perindat încă patru directori. Deși și aceștia erau medici, unii chiar clinicieni de înaltă clasă, nu mai dețineau și funcția de director medical, concentrându-se numai pe problemele administrative. Astfel, noi, șefii de secție, am câștigat o mare independență referitor la hotărârile de ordin medical.

Pe unul dintre viitori directori îl cunoșteam dinainte. Întâlnindu-ne la un congres înainte de concursul pentru postul de director, m-a întrebat dacă particip și eu la concurs.

Eram deja șef de secție și i-am spus:
— Îți răspund cu o glumă românească de pe vremea comuniștilor. Cineva, întrebat dacă a intrat în partid, s-a uitat la călcâi și a răspuns: „În ce?"
Nu eram atras de munca administrativă și nu voiam să renunț la activitatea clinică.

De-a lungul timpului au intervenit schimbări la Centrul Geriatric. Secția de independenți care era, de fapt, o casă de bătrâni s-a desființat, cauza principală fiind creșterea competiției și scăderea cererii. Un studiu a arătat că motivul principal al internării bătrânilor independenți era singurătatea. În cadrul centrului nostru, pe lângă servicii care le ușurau existența (curățenie, hrană, asistență medicală), erau promovate și legăturile sociale.

De-a lungul anilor, nivelul de trai al populației s-a îmbunătățit și tot mai mulți bătrâni aveau o situație materială stabilă și chiar foarte bună. Numărul caselor de bătrâni particulare era în continuă creștere, unele luxoase, multe fiind denumite „locuință protejată". În acestea, pe lângă activități culturale și legături sociale, locatarii beneficiază și de alte servicii precum: asistență medicală, curățenie, ajutor la cumpărături, etc.

În ultima vreme există o tendință în Israel, dar și în alte țări, ca în marile orașe să se proiecteze blocuri care să includă mai multe funcții urbanistice ca: locuințe, spații comerciale, hotel, locuințe protejate, birouri, instituții de învățământ etc. Aceste proiecte asigură unele servicii locale locatarilor care nu mai trebuie să călătorească pentru acestea, contribuind și la scăderea circulației pe arterele aglomerate. Astfel de proiecte asigură locuri de muncă din domenii variate, se poate încuraja voluntariatul bătrânilor în sprijinul comunității și invers, a celorlalți în ajutorul celor în vârstă, iar activitățile și evenimentele de aici pot fi deschise tuturor. Spațiile pot fi închiriate și pentru conferințe sau alte activități. Prezența persoanelor mai tinere asigură și o mai bună integrare intergenerațională.

Cardiomiopatie hipertrofică obstructivă

În secția de medicină internă s-a internat o femeie de 82 ani pentru tulburări de echilibru, căderi repetate și slăbiciune. Se știa că suferă de cardiomiopatie hipertrofică obstructivă de 20 de ani.

Cardiomiopatia hipertrofică obstructivă este o hipertrofie asimetrică a septului interventricular care obstrucționează parțial golirea ventriculului stâng. Face parte din cardiomiopatia hipertrofică ce poate afecta și alte zone ale miocardului, la microscop apărând o dezorganizare fibrilară. Afecțiunea poate fi familială și transmisă genetic, putând fi implicate gene diferite.

În anii precedenți pacienta suferise de fibrilații atriale paroxistice repetate. S-au încercat diferite tratamente preventive ale fibrilației atriale: amiodaron, propanolol, chinidină, disopiramidă, care au fost întrerupte pentru ineficiență sau efecte secundare.

Ecocardiograma efectuată la internare a arătat un sept interventricular de 2,8 cm (grosimea normală fiind sub 1,5 cm), cu obstrucție minimală a evacuării sângelui din ventriculul stâng și insuficiență mitrală cu atriul stâng mărit.

La câteva zile după internare a apărut un nou episod de fibrilație atrială paroxistică însoțită de dispnee și dureri anginoase. Administrând procainamidă intravenos, fibrilația atrială a fost convertită cu succes în ritm sinusal. În continuare a primit tratament oral cu procainamidă 500 mg de trei ori pe zi, apoi 750 mg de trei ori pe zi (sub controlul nivelului sanguin al medicamentului și a metabolitului activ).

Sub acest tratament a apărut o îmbunătățire impresionantă a condiției pacientei, aceasta reușind să participe la un program intensiv de recuperare. Ecocardiogramele efectuate la un an și la trei ani după externare au evidențiat un sept interventricular de 1,7 cm. grosime, fără semne de obstrucție ventriculară. Grosimea septului interventricular se redusese de la 2,8 la 1,7 cm., iar semnele de obstrucție ventriculară dispăruseră. Pacienta se simțea bine și era asimptomatică.

Nu am găsit în literatura medicală articole despre reducerea cardiomiopatiei hipertrofice în urma tratamentului cu procainamidă. În schimb, am găsit un articol în care, în urma administrării de *acid triiodothyroacetic* la femelele de șobolan gravide, puii prezentau hipertofie cardiacă cu dezorganizare miofibrilară ca și în cardiomiopatia umană. După adăugarea procainamidei, hipertrofia cardiacă a fost prevenită în mare măsură. S-a postulat că deoarece procainamida este o substanță stabilizatoare a membranelor, este posibil ca destabilizarea membranelor să aibă un rol în această afecțiune.

Cazul a fost publicat într-o revistă de limbă engleză, dar nu am văzut să se fi efectuat ulterior cercetări cu administrarea pe timp îndelungat a procainamidei în această boală.

TRATAMENTUL CU CELULE MACROFAGE

La secția de Medicina Internă primeam tot mai mulți bolnavi acuți din comunitate. Mulți dintre bolnavi fiind dependenți, personalul medical lucra din greu la îngrijirea acestora. Unii erau primiți cu escare. Vindecarea escarelor necesită un tratament complex, de lungă durată, care frecvent eșuează. Unul dintre principiile de bază ale tratamentului era ca escara să fie liberă de presiune, adică sa nu mai vină în contact cu salteaua. Personalul trebuia să schimbe frecvent și în mod programat poziția bolnavului, pentru tratament și prevenirea apariției unor escare noi.

Am aflat că există o metodă nouă de tratament a escarelor, cu ajutorul celulelor macrofage. Celula macrofagă provine din monocit și trăiește câteva luni având o funcție imunitară înnăscută și nespecifică. În timpul vieții sale poate să fagociteze („să înghită") celule moarte sau necrotice și sute de microbi diferiți, pe care îi digeră cu ajutorul unui echipament enzimatic. În plus, alertează sistemul imunitar de invazia microbiană.

Profesorul **David Danon** (1921-2015), care lucra într-o altă instituție, a inventat o metodă de separare a celulelor macrofage din sângele destinat transfuziilor. Separarea se făcea în condiții sterile la Centrul de Transfuzii, sângele fără macrofage fiind folosit in continuare la transfuzii. Primeam macrofagele suspendate în ser și le injectam o singură dată în buzele escarei. Rezultatele erau excelente, plaga curățindu-se și închizându-se mult mai repede.

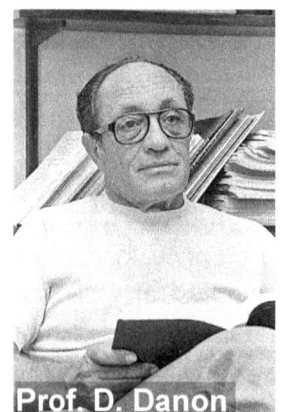
Prof. D. Danon

Acest tratament inovator nu era inclus în costul tratamentului spitalicesc, fiind achitat separat de familia bolnavului, pe care încercam să o ajutăm reducând prețul printr-o stratagemă. Deoarece grupa de sânge a bolnavului tratat trebuia să fie compatibilă cu grupa sanguină a donatorului macrofagelor, comandam grupa sanguină 0 care, fiind donator universal, putea fi injectată la toți bolnavii. Cantitatea suspensiei de macrofage livrate fiind destul de generoasă, puteam astfel trata câțiva bolnavi dintr-o singură doză.

Ulterior, la un congres medical, un chirurg cardiovascular a demonstrat eficiența tratamentului cu macrofage în plăgile trenante după sternotomie, care întârziau să se închidă.

ȘEDINȚELE CU ECHIPA MULTIDISCIPLINARĂ

O dată pe săptămână ne întruneam medicii, sora șefă, asistenta de fizioterapie, dieteticiana și asistenta socială și discutam situația bolnavilor nou internați și a celor problematici. Aceste întâlniri erau foarte eficiente și plăcute. La început, medicul secției prezenta partea medicală, apoi dădeam cuvântul pe rând tuturor participanților. Fiecare expunea situația bolnavului din punctul lui de vedere, își spunea părerea și putea face propuneri. După ce îi ascultam pe toți îmi spuneam și eu părerea și, de multe ori, acceptam propunerile făcute.

Participanții simțeau că le este apreciată munca, că sunt părtași la luarea hotărârilor și contribuie la stabilirea tratamentului bolnavului. Sora șefă avea o mare libertate în organizarea îngrijirii, mai ales a

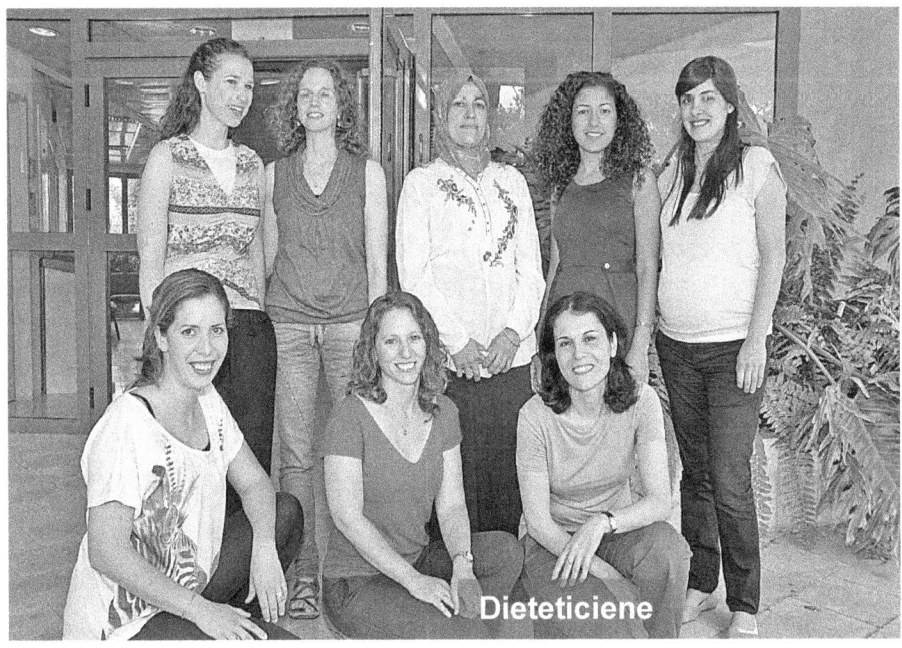
Dieteticiene

bolnavilor dependenți, care necesitau un mare volum de muncă. Uneori mă ruga să țin surorilor o mică prelegere despre anumite aspecte medicale.

În secție era o atmosferă foarte plăcută, cu relații directe și deschise între membrii personalului. De multe ori am susținut în fața directorului revendicările personalului.

Tratamentul bolnavilor cronici

Am primit responsabilitatea câtorva pavilioane de semidependenți și dependenți care erau deja tratați după principiile geriatrice. Vizitam periodic fiecare pavilion și examinam toate persoanele internate. Mai modificam sau adăugam diagnostice, uneori cream investigații, dar în special încercam să raționalizez tratamentul medicamentos cu cât mai puține medicamente și în doze optimale.

Majoritatea surorilor responsabile din pavilioane își desfășurau munca cu multă tragere de inimă, tratamentul acordat fiind de calitate. Existau totuși două pavilioane la care nu eram mulțumit de calitatea tratamentului, totul depinzând de personal!

Pavilioanele de semidependenți

Există șase activități zilnice (activities of daily living) pe care omul în vârstă trebuie să fie în stare să le îndeplinească: mersul, îmbrăcatul, baia, îngrijirea igienică, luarea mesei și continența. Dacă bătrânul avea nevoie de ajutor în efectuarea unora din aceste activități, dar încă era în stare să meargă, era internat la secția de semidependenți.

Pavilioanele acestor pacienți erau construcții modernizate, făcute după planul general al clădirilor destinate pacienților geriatrici, cu rampă de acces pentru cărucioare, spații largi și mobilier adecvat. Mulți pacienți erau în deplinătatea capacităților intelectuale și participau, în afară de terapia ocupațională, la multe alte activități. Marea majoritate a celor aflați în aceste pavilioane, precum și familiile lor erau mulțumiți de îngrijirile acordate și de calitatea vieții.

În cursul unei vizite, un bărbat de 92 de ani m-a rugat să-l consult. Era cu mintea perfect limpede, fără boli cronice, în stare funcțională acceptabilă, necesitând puțin ajutor în activitățile de zi cu zi. După consult i-am explicat că nu prezintă probleme medicale și că mi-aș dori să ajung și eu la această vârstă în starea lui de sănătate. La care mi-a răspuns:

— Și eu vreau să vă văd!

Pavilioanele de dependenți

Aici se aflau pacienții care, nemaiputând să umble, erau imobilizați în cărucioare cu rotile. O parte dintre aceștia erau demenți. S-au făcut propuneri și s-a discutat despre trecerea ultimilor în pavilioane destinate lor, dar acestea nu s-au concretizat.

Conform dictonului englez „The bed is bad", dimineața toți dependenții erau coborâți din paturi în cărucioare cu rotile, aceasta repetându-se după odihna în pat de după amiază. Aproape zilnic, dacă vremea permitea, erau scoși afară, pe terasele umbrite cu pergole. Activitățile acestora erau mult mai restrânse decât ale semidependenților. Se uitau la televizor, citeau, discutau între ei sau cu personalul, își mai primeau familiile în vizită, o parte se ocupa cu lucrul de mână.

Problemele medicale nou apărute erau puține. Pe primul plan erau îngrijirile ce trebuiau date unor pacienți imobilizați, care nu erau în stare să efectueze o parte mai mare sau mai mică din celelalte activități de zi cu zi. În afară de acordarea unor îngrijiri de calitate, era important să menții o atmosferă de bună dispoziție, să te apropii de pacient cu blândețe, bunăvoință și respect. În schimb, calitatea asistenței în pavilioane nu era unitară, depinzând în mare măsură de sora responsabilă și de personalul pe care îl avea în subordine. Majoritatea familiilor se declarau totuși mulțumite, pe când cei internați nu prea aveau de ales.

Demența și Psihogeriatria

Preluând conducerea a patru paviloane cu bolnavi demenți, am avut plăcuta surpriză să găsesc un tratament de calitate, peste așteptări.

Demența este o condiție în care există o scădere a capacității mintale, suficient de severă încât să interfereze cu activitatea de zi cu zi. În majoritatea cazurilor este vorba de boala Alzheimer, demența vasculară (microinfarcte cerebrale) sau combinația acestora. Mai există și alte cauze mai rare care pot duce la demență.

În stadiul final al bolii pacienții își pierd capacitatea de a merge, de a mânca și devin dependenți. Bolnavul poate să se rătăcească, negăsind drumul spre casă, să confunde persoanele crezând că soția este mama lui, să creadă că trebuie să meargă la serviciu deși este pensionar, poate să sufere de tulburări de somn, să fie agitat și chiar agresiv, să urineze în locuri nepotrivite, să necesite ajutor la îmbrăcat, spălat etc. Nu exista medicație care să împiedice progresul bolii, în cel mai bun caz putea s-o întârzie cu câteva luni și nu fără efecte adverse.

În pavilioanele noastre primeam bolnavi care erau încă ambulanți, dar îngrijirea lor în familie prezenta mari dificultăți. Tratamentul se baza pe ceea ce personalul numea tratament de mediu și comportamental. În primul rând, un mediu plăcut: în interiorul frumos împodobit cu tablouri și flori, pacienții se puteau mișca liberi. Ușile saloanelor aveau pictate diferite desene (soare, floare, pom, casă, etc), în loc de numere care sunt mai greu de reținut. Pavilionul avea în jur o mică grădină, unde pacienții puteau să iasă. Pentru a preveni rătăcirea bolnavilor, ușa exterioară de acces a pavilionului se deschidea cu un cod, iar grădina pavilionului era înconjurată cu gard.

Personalul era amabil și empatic, ilustrând părerea sorei șefe: „O soră care nu este zâmbitoare, nu este potrivită pentru psihogeriatrie". Pacientele erau frumos îmbrăcate în hainele personale, coafate și machiate cu ajutorul personalului. Într-unul din pavilioane era o soră responsabilă deosebit de activă, care spăla în fiecare zi hainele internaților la mașina de spălat a pavilionului.

Când intram în pavilion, se întâmpla să întâlnesc o bătrână elegantă, coafată și machiată, plimbându-se cu demnitate pe coridor. Intram în conversație cu ea:
— Bună dimineața!
— Bună dimineața!
— Ce mai faceți?
— Mulțumesc! Foarte bine!

Până aici răspunsuri perfect normale, dar dacă o întrebam:
— În ce localitate suntem?
— În Kiev.
— În ce an suntem?
— În 1954.

Dându-i mâna și zâmbind, mi-a răspuns cu un zâmbet larg. Îi făcusem ziua frumoasă! Pentru acești bolnavi mesajul verbal este mai puțin important, dar o strângere de mână, o mângâiere, un zâmbet constituie mesaje mult mai puternice și importante.

Activitatea în pavilion începea dis de dimineață cu ieșirea la toaletă, spălarea, îmbrăcarea, micul dejun. Apărea apoi asistenta de terapie ocupațională și începea activitatea: jocuri, răsfoirea albumelor cu fotografiile de familie, muzică, dans. Cei care nu erau în stare să danseze, îi priveau pe cei ce dansau.

Pacienții se mai ocupau de grădinărit, mai ales în ghivece. Exista și un „colț viu" cu diferite animale. M-a impresionat să văd o pacientă dementă cu zâmbetul până la urechi, în timp ce mângâia un iepure.

În timpul activității de dimineață se serveau și sucuri de fructe, prăjituri. Urma prânzul, apoi activitate liberă, mulți întinzându-se în paturi. Am luptat multă vreme ca asistenta de terapie ocupațională să vină și după amiaza. După masă se mai servea o gustare, apoi seara – cina și culcarea. Oricând, dacă pacientul mai voia să mănânce, cerea personalului și era servit.

O parte din paciente suferea de incontinență urinară. Aceste paciente erau scoase la toaletă la fiecare două ore, formându-se un reflex condiționat când erau așezate pe scaunul toaletei, iar peste noapte li se puneau scutece.

Contribuția mea a constat în special în întreruperea la aproape toți pacienții a medicației psihotrope, mai ales antipsihotice, ceea ce a determinat la mulți îmbunătățirea stării funcționale. Am avut discuții cu personalul când am început să întrerup somniferele, dar mai târziu nu numai că nu s-au opus, dar au devenit adepții acestei operațiuni.

Interesant este că după ce pacienții se dezobișnuiau de somnifere, nu aveau mai multe insomnii decât în perioada folosirii acestora. Dacă se întâmpla să se trezească în cursul nopții, pacientul venea în oficiul sorei de gardă. Acolo sora îi zâmbea, îl servea cu un suc de fructe sau prăjitură, mai privea la televizor și, după un timp, se întorcea la pat. Un pacient nou, chiar agitat, se obișnuia în mod treptat cu activitatea secției și în 10-14 zile se adapta perfect, fără a primi medicație psihotropă.

Funcționarea extraordinară a pavilioanelor de psihogeriatrie nu a fost organizată de directorul instituției sau de medici, ci de surori și asistentele de terapie ocupațională și fizioterapie, care studiau literatura de specialitate, învățau din experiența altora și treptat au introdus aceste metode. Personalul era mândru de aceste secții și participa cu voie bună împreună cu pacienții la „sărbătoarea fără sfârșit" care avea loc înăuntru.

Cred că, pe lângă factorul profesional și motivațional, a jucat un rol și spiritul caritabil al acestor minunate femei! De câte ori secția era vizitată de vreo personalitate importantă, pentru a-i da satisfacție sorei responsabile de pavilion, o rugam să prezinte ea activitatea complexă a pacienților și a personalului, pe care o cunoștea mai bine decât mine. Zicala: „Omul sfințește locul" era foarte potrivită aici.

Demența fiind o boală progresivă, la un moment dat pacientul putea deveni dependent și părăsea „raiul", fiind transferat la secția de dependenți, mult mai puțin plăcută.

Instituționalizarea la psihogeriatrie putea să dureze zile sau ani. Unii cădeau și își fracturau colul femural, alții, în urma progresului bolii, își pierdeau capacitatea de a merge, de a mânca sau căpătau o condiție invalidantă ca accident vascular cerebral și deveneau dependenți. Se făceau eforturi susținute pentru prevenirea fracturii de col femural, inclusiv aplicarea de apărători pe partea externă a coapselor.

Făceam ședințe cu membrii familiilor celor internați și aprecierile erau elogioase. Un bărbat ne-a povestit:
— Când am internat-o pe mama am avut multe suspiciuni, dar s-a adaptat bine aici. După câteva luni am dus-o în vizită acasă. La un moment a întrebat: „Când ne întoarcem în tabăra britanicilor?" și am înțeles că vrea s-o duc înapoi. La vizita următoare, după încă câteva luni, m-a întrebat „Când mă întorc acasă?"

— Dacă ea simte că aceasta este casa ei, este cel mai mare elogiu pentru ceea ce facem, i-am răspuns eu.

Macrodystrophia lipomatoasa

În secția de psihogeriatrie am văzut pentru prima dată aceasta afecțiune congenitală rară. Este vorba de un gigantism local, de obicei unilateral, al unor degete. Pacientul nostru avea la o mână degetul mic enorm, plângându-se de dureri moderate spontane.

Este un defect local în dezvoltarea țesutului mezodermal, cu predominanța țesutului fibro-adipos, dar poate fi afectat și țesutul vascular, patogenia nefiind bine cunoscută. Am prezentat cazul la o sesiune a Societății de Geriatrie.

Trazodona

Între timp am descoperit că există un medicament simplu, dar foarte potrivit în tratamentul unor pacienți. Este vorba de trazodonă, un antidepresiv care, conform indicațiilor, se poate administra în doză de 150-600 mg/zi (în spital). O parte din efectele secundare sunt sedarea intensă și somnolența. Psihiatrilor nu le prea place, deoarece există antidepresive mai eficiente.

În geriatrie se poate folosi în doze mici nu pentru efectul antidepresiv, ci ca tratament sedativ, având efecte foarte bune în anxietate, neliniște, agitație, insomnie. De fapt ne folosim de efectele secundare ca factor curativ.

Începeam tratamentul cu 25mg seara și puteam crește aceasta doză în funcție de răspuns, până la 75 mg pe zi. Rareori era nevoie de o doză mai mare. Tratamentul era foarte eficient în majoritatea cazurilor. Marele avantaj era întreruperea altor medicamente psihotrope (mai ales antipsihotice), iar în aceste doze mici alte efectele secundare erau extrem de rare.

Nu am înțeles de ce medicamentul nu prea era utilizat de geriatri. La un congres însă, m-am întâlnit cu un geriatru canadian și, când i-am împărtășit experiența mea cu acest medicament, mi-a răspuns:
— Desigur, și noi îl folosim cu efecte foarte bune.
La ani după pensionare, am văzut cu satisfacție pe internet că trazodona se comercializează în multe țări, inclusiv pentru indicația de anxietate și insomnie.

Medicația bătrânului

„Orice substanță este toxică, depinde de doză ca să devină remediu."
— Paracelsus, sec. XV

Când am ajuns în Israel credeam în puterea curativă a medicamentelor și dădeam mai puțină atenție efectelor secundare posibile. Prescriam tot ce credeam că poate să ajute bolnavul și era recomandat în literatura medicală.

În cursul vizitelor pe care le făcea în secție, doctorul Harth întodeauna întrerupea o parte din medicația pe care o prescrisesem, ceea ce, desigur, nu-mi făcea plăcere. Spre surprinderea mea însă, starea bolnavilor nu se înrăutățea după întreruperea medicației. Ulterior mi-am dat seama că acesta a fost cel mai important lucru pe care l-am învățat de la acest medic cu experiență.

Bătrânii suferă de multe condiții patologice și, prin urmare, li se prescriu multe medicamente. Pe de altă parte, la aceștia:
- frecvența efectelor nedorite crește în progresie geometrică cu numărul medicamentelor prescrise;
- metabolizarea și eliminarea medicamentelor din corp sunt încetinite;
- câteodată și organul țintă este mai sensibil la acțiunea medicamentului;
- marea majoritate a cercetărilor asupra acțiunii medicamentelor nu s-a făcut pe bătrâni.

Cu timpul, am înțeles că nu trebuie să tratăm medicamentos toate condițiile patologice, iar doza „din carte" nu se potrivește întotdeauna cu necesitățile bătrânului. Dintr-un medic care prescrie medicamente, m-am transformat într-unul care întrerupe medicația scrisă de colegi sau scade dozele.

De multe ori se prescrie un număr nejustificat de mare de medicamente și fără o indicație medicală bine fondată. Prescrierea combinațiilor de medicamente psihotrope, precum și a dozelor inadecvate bătrânilor pot crea mari tulburări.

Pledez pentru stabilirea dozei minime eficiente. În cazurile în care era posibil, începeam cu o doză mică și, la nevoie, o creșteam treptat. De

multe ori am rămas uimit de eficiența acestor doze mici. Exemple:
- diabet zaharat echilibrat cu o jumătate de tabletă de glibenclamid (2,5 mg), de trei ori pe săptămână
- jumătate de tabletă (12,5 mg) de atenolol pe zi, pentru controlul alurii ventriculare rapide în fibrilația atrială
- jumătate de tabletă de furosemid (20 mg) de trei ori pe săptămână, pentru controlul tensiunii arteriale

Pe soacra mea, învățătoare văduvă, am adus-o în Israel după ce trecuse de 80 ani. La vârsta de 90 de ani și-a fracturat colul femural și am dus-o la spitalul din localitate, unde a fost operată. Din punct de vedere tehnic operația a fost perfectă, dar rutina postoperatorie era ca bolnavilor să li se administreze doi litri de ser fiziologic intravenos în primele 24 ore.

Dacă se administrează această doză unui adult fără alte boli, posibilul exces de apă și sare se elimină prin rinichi fără probleme. Dar la o bătrânică mititică și slăbuță de 90 ani, doza este mult prea mare (2 litri de ser fiziologic conțin 18 gr. de sare!), rinichii nefăcând față cantității administrate. După ce a început să aibă dispnee, existând pericolul apariției edemului pulmonar, am atras atenția medicilor că ar fi bine să oprească perfuzia.

Ei au ales însă varianta adăugării unui diuretic (furosemid intravenos). Dispnea a dispărut, dar pentru că s-a continuat perfuzia și diureticul încă o zi, la analiza sângelui s-a constatat hipokaliemie. Medicii au adăugat sare de kaliu intravenos, așa că perfuzia a trebuit continuată cu adaosul de furosemid. După câteva zile s-a constatat că hipokaliemia persistă.

Le-am spus că probabil furosemidul a produs și hipomagneziemie, care nu permite corectarea hipokaliemiei. Pentru a cere măsurarea magneziului în sânge, medicii ortopezi au avut nevoie de aprobarea medicului internist. Magneziul era într-adevăr scăzut, așa că se pregăteau să adauge și magneziu la perfuzie.

Plaga operatorie fiind deja închisă, am cerut externarea. Șeful de secție și-a exprimat temerea de a externa o bolnavă cu tulburări hidro-electrolitice. Împreună cu soția l-am asigurat că suntem medici și eram pregătiți să semnăm asumându-ne răspunderea pentru externare. Ajunsă acasă, și-a revenit repede fără niciun alt tratament, recuperându-se și ajungând apoi să meargă cu ajutorul bastonului.

Polipragmazia

Prescrierea unui număr excesiv de medicamente este un fenomen general în țările avansate, și nu numai la bătrâni. Expresia „*underdiagnosed and overtreated*" este de actualitate și astăzi în multe cazuri. În 2010 în SUA au decedat peste 22.000 persoane din cauza administrării medicamentelor!

Cauzele polipragmaziei

Pacientul își prescrie singur o parte din medicație, cerând doctorului: „Scrieți-mi, vă rog, ceva pentru dureri de spate, ceva pentru constipație, un somnifer că nu pot dormi și niște polivitamine." Iar doctorul, „băiat serviabil" îi prescrie.

Apoi vin specialiștii. Fiecare se simte obligat să-i prescrie ceva pacientului. Ce fel de doctor este, dacă nu îi prescrie nimic? Cu cât vizitează mai mulți specialiști, cu atât punga cu medicamente va fi mai plină. Și doctorul de familie se simte obligat să-i dea pacientului ceva medicamente eficiente sau cu efect îndoielnic, uneori pe drept, alteori pentru diagnostice imaginare.

Vorba unui doctor care obișnuia să prescrie multe medicamente: „Să-și aleagă organismul ce are nevoie". Iar săracul pacient nu este în stare să deosebească între un medicament necesar și unul de prisos.

Doctorii sunt supuși unui proces de „spălare a creierului" de către agenții marilor firme de medicamente, care încearcă să-i convingă cât de eficient este noul medicament, minimalizând efectele secundare. Se lansează nenumărate medicamente noi, unele retrăgându-se de pe piață peste câțiva ani, când se descoperă efecte secundare semnificative. Am tratat cu oarece rezultate incontinența urinară folosind un medicament nou anticolinergic, până când s-a retras de pe piață deoarece provocase cazuri fatale prin fibrilație ventriculară. Foloseam deci cu multă suspiciune medicamentele noi, până când treceau „proba" utilizării lor în lume, de-a lungul mai multor ani.

În ultimul timp s-au scos la vânzare, la prețuri exagerate, medicamente noi anticancer, care pot să prelungească viața cu câteva săptămâni sau luni. De! Firmele trebuie să-și recupereze măcar parțial marile sume investite în dezvoltarea medicamentelor.

Recomandările mele:
- Înainte de a trata pacientul să avem în vedere că medicamentul este un remediu, dar și o otravă.
- Nu întotdeauna trebuie să tratăm medicamentos toate afecțiunile.
- Să privim cu mult „respect" organismul pacientului, alegând medicamentul potrivit, gândindu-ne și la efectele secundare posibile
- Începem tratamentul cu doza cea mai mică. Urmărind pacientul, la nevoie creștem doza până la cea optimală (doza minimă eficientă).

BANI DE LA PACIENȚI

Trebuie să recunosc că în România și eu acceptam banii, ca toți medicii de atunci (poate și cei de astăzi). Nevrând să condiționez tratamentul însă, refuzam primirea lor la internare, lăsând ca pacientul să hotărască la externare. Practic însă aproape toți pacienții îmi înmânau „plicul".

Refuzam totuși să primesc bani de la pacienții grav bolnavi cu un prognostic prost, precum și de la cei cu o situație materială precară. Interesant e că aceștia aveau impresia că nu mai vreau să mă ocup de ei în viitor. Atunci îi spuneam pacientului respectiv: „Matale ai mai multă nevoie de banii aceștia decât mine!"

Este adevărat că în Israel salariul de medic era semnificativ mai mare, iar obiceiul de aici este ca pacientul mulțumit de tratament să poată face o donație pentru secție sau să aducă flori ori prăjituri pentru tot personalul. De-a lungul practicii mele în Israel, am avut numai două cazuri în care mi s-au oferit bani în mod personal. Desigur, i-am refuzat, dar menționez că ambii veniseră din România.

MUNCA DIDACTICĂ

Am fost invitat de director, cu care eram în relații de amiciție și care a intrat direct în subiect:
— Ministerul Sănătății a recunoscut instituția noastră ca centru de specializare în geriatrie, așa că vom avea medici secundari. Te rog să iei asupra ta responsabilitatea cu secundariatul. Îți spun sincer că șansele ca vreunul să ia examenele de specialitate sunt nule. Cine vine la

geriatrie? Toate ciurucurile! Studenții buni își aleg specialități mai atrăgătoare...

Am primit responsabilitatea fără să comentez. După ce s-a publicat că instituția primește medici secundari, au început să apară candidații. Majoritatea erau medici imigrați din Rusia. Nu exista comisie de admitere, eu trebuind să selecționez pe cine primim dintre cei ce își prezentaseră candidatura. La interviuri încercam să intuiesc care sunt cei cu un nivel de cunoștințe mai înalt și cu șanse de a trece examenele. După primirea acestora, am început să mă ocup serios de pregătirea pentru examenele de specializare.

Examenul de prima treaptă fiind din medicină internă, în fiecare după amiază ne adunam în sala de conferințe și unul dintre secundari trebuia să prezinte un mic capitol din tratatul „de căpătâi" al lui Harrison. Restul audienței trebuia să comenteze materialul prezentat. Această metodă îi obliga să citească și să înțeleagă materialul în engleză, să-l rezume în ivrit și apoi să-l prezinte în fața unei audiențe.

Țineam conferințe în instituție alături de alți medici, iar pentru secundari, de multe ori invitam și conferențiari din alte spitale. Când lucrau în secția mea, secundarii veneau, desigur, în contact și cu semiologia și cu examenul clinic, „importate" din România.

Apoi s-a întâmplat „minunea": secundarii au început să treacă examenele. La început doar doi, apoi, în fiecare an se adăugau alții și alții. Ulterior puțini au rămas în specialitate, majoritatea fiind racolați de către policlinici ca medici de familie.

Astăzi, aceste „ciurucuri" au ajuns medici deosebit de apreciați. Una dintre doctorițe a ajuns șefă de secție. Am avut o mare satisfacție când, fiind deja pensionar, am întâlnit un cunoscut și întrebându-l ce mai face, mi-a spus că vine de la medicul de familie și a adăugat:
— Am un medic pe care nu l-aș schimba cu nimeni altul. Mă sfătuiesc cu el și după consultul specialiștilor.
Aflând numele medicului, mi-am dat seama că era un fost rezident de-al meu.

Predam și cursuri de medicină internă la Școala de Surori din orașul Netanya și cursuri de geriatrie la Școala de Surori din orașul Hadera. La cursurile de geriatrie mă axam mai mult pe subiecte aparținând specialității, ca: noțiuni de gerontologie, căderile, incontinența urinară, demența etc. La sondajele de la sfârșitul anului de învățământ elevele mă evaluau foarte bine.

Cercetarea științifică

Dictonul „*Publish or perish!*" („*Publică sau pieri!*"), este luat în serios de majoritatea medicilor. Într-adevăr, la un anumit nivel al ierarhiei medicale, fără participarea ca autor la publicații științifice, progresul este blocat.

Prezentam cazuri sau lucrări la congresele și conferințele medicale din fiecare an și uneori publicam și în reviste – mai mult în țară, dar și în străinătate. În cercetările științifice pe care le-am făcut nu am făcut descoperiri majore, dar am evidențiat unele aspecte interesante din medicină și am înțeles mai bine fiziopatologia și unele aspecte care se puteau găsi și în literatura medicală. Cercetarea îți aprofundează cunoașterea și îți mărește siguranța în practicarea medicinii.

Cercetarea asupra reflexelor cardiovasculare a evidențiat o scădere predominantă a activității parasimpatice față de cea simpatică la pacienții geriatrici, scăderea fiind mult mai mare la cei ce suferă de diabet.

Lucrarea despre modificările electrocardiografice a ilustrat și efectul factorilor de risc cardiovascular ca hipertensiunea și diabetul care, probabil în urma acțiunii lor îndelungate la bătrâni, au determinat niște rezultate statistice foarte evidente.

Compararea diagnosticului hipertrofiei ventriculare stângi pe baza criteriilor radiologice și electrocardiografice cu rezultatele cardioecografice la o populație geriatrică instituționalizată m-a făcut să înțeleg mai bine valoarea relativă a acestor criterii.

Cercetarea etiologiei anemiilor la 481 de bătrâni instituționalizați a evidențiat că o treime din aceștia suferea de anemie, majoritatea având ca etiologie bolile cronice (mai ales insuficiența renală). Numai în patru cazuri s-a evidențiat anemie feriprivă sau prin lipsa vitaminei B_{12}. La 16% dintre anemii nu am reușit să evidențiem nici o cauză cunoscută, în afara scăderii funcționale, majoritatea fiind dependenți.

Lucrările de urodinamică mi-au aprofundat cunoașterea incontinenței urinare la bătrâni. Și restul studiilor, prezentărilor și articolelor au contribuit la acumularea de noi cunoștințe.

Situații comice și tragi-comice

Ca la orice loc de muncă, se ivesc și situații comice, „perle" spuse de colegi sau, uneori, de pacienți. Aveam mai mulți colegi medici veniți din România, printre care și Dr. **Carli**. Nu prea înalt, gras, fumător înveterat, simpatic, hâtru, foarte rapid în gândire, informat cu toate bârfele pe care știa să le comenteze cu haz. Zicala: „Noi nu ne temem de muncă, știm să ne ferim de ea!" i se potrivea de minune. Pe când eu de multe ori depășeam orele de lucru oficiale, el încerca să plece acasă cât mai devreme.

Eu mâncam masa de prânz la cantina instituției, unde se servea o mâncare gustoasă și îndestulătoare, după care mă întorceam la lucru. Într-o zi îi spun:
— Carli, merg să iau masa.
— Și eu!
Diferența era ca el lua masa acasă, în localitatea Kfar Saba, la 30 de km.

În ocaziile în care venea și el la cantină, era plin de critici la adresa mâncării.
— Supa asta a mai mâncat-o cineva! Este bună pentru porci! Și își mai punea o porție în farfurie!

La un moment dat m-a anunțat că se apucă de o dietă de slăbire. Mergând împreună la cantină, văd că mănâncă două porții de supă cu multă pâine. Îi spun:
— Carli, dar ai spus că ții dietă!
— Da, dar nu în zilele astea!

Un medic îl contactează telefonic:
— Aveți un loc liber la Interne?
— Numai în picioare! - îi răspunde hâtrul.

După o gardă, un șef de secție îl oprește pe Carli:
— Am înțeles că bolnavul pe care mi l-ai internat azi noapte avea frisoane la primire.

— Avea niște frisoane de-i clănțăneau protezele în gură!

Se spunea că directorul de atunci ar fi avut o relație cu una dintre doctorițe. Într-o zi, pe la ora 11 dimineața, Carli mă anunță:
— Să știi că mașina directorului a părăsit instituția, iar după vreun un sfert de oră și mașina respectivei.
— Cu toate că nu sunt în combinație, plec și eu!

Carli a avut un sfârșit tragic. Având o spută hemoptoică, a cerut să i se facă o radiografie pulmonară. Uitându-se la radiografie și-a pus singur diagnosticul de cancer pulmonar. Deși i-a fost scos un plămân, a murit în jurul vârstei de 50 de ani.

Prietenul meu, Dr. **Nelu M.**, un neurolog de înaltă clasă, foarte conștiincios, este și el hâtru. Soția sa, Cornelia, reșițeancă, fostă profesoară de română și germană, gătește excepțional, așa că Nelu rareori venea la cantină. De multe ori nu mânca, ci lua doar carnea din felul al doilea pentru câine.

Într-o zi îl invit:
— Nelule, hai la masă.
— Bine, vin să iau mâncare pentru câine.
Ajungând la cantină, vedem că felul doi era sarmale, la care Nelu reacționează:
— Aoleu, câinele nu le mănâncă, trebuie să le mănânc eu!

Având un pacient cu o afecțiune ce nu putea fi tratată la noi, Nelu l-a trimis la un mare spital din Haifa. La un moment dat primește un telefon de la spital că pacientul a murit.
Nelu anunță familia:
— Cu părere de rău, trebuie să vă anunț că pacientul a decedat. Condoleanțele mele!
La scurt timp apar niște rude care tocmai se întorseseră din Haifa, după ce vizitaseră pacientul:
— Nici vorbă să moară! Noi acum venim de la el și este bine mersi. Probabil este vorba de o greșeală!
Nelu anunță din nou familia:
— Am o veste bună! A fost o greșeală, pacientul trăiește! Scuzați-ne pentru anunțul anterior!
Luând legătura telefonică cu spitalul din Haifa, află că pacientul a murit după ce rudele care l-au vizitat au părăsit spitalul. Acum Nelu anunță

familia a treia oară:
— Cu părere de rău, trebuie să vă anunț că totuși pacientul a decedat. De data aceasta informația este verificată. Participăm la durerea familiei!

Gărzile erau mult mai ușoare decât la spitalul din Haifa. Când nu eram chemați, puteam să dormim. Unul dintre colegi, întorcându-se la camera de gardă după ce examinase un pacient, a rămas cu gura căscată. În patul lui ședea cu nonșalanță... o maimuță!

Neștiind cum să-și recapete patul, a dat telefon la poliție:
— Alo, aici doctorul **Arnold**, medicul de gardă de la Centrul Geriatric. Vă rog să mă ajutați, în patul meu șade o maimuță și nu știu cum s-o alung!
— Bine, bine!, i-a răspuns polițistul de gardă, care probabil era convins că este vorba sau de o glumă, sau de cineva cu tulburări mintale.

Nu știu cum a reușit Dr. Arnold să-și redobândească patul, dar enigma prezenței maimuței s-a clarificat. Aparținea unui cetățean care locuia la un kilometru de camera de gardă. Intrând pe teritoriul întins, cu arbori și tufișuri, al Centrului Geriatric, maimuța a putut să exploreze în tihnă toată suprafața până a descoperit locul cel mai comod: patul medicului de gardă.

Surorile aveau și ele raport de gardă, trebuind să consemneze starea tuturor bolnavilor din secție. Într-o noapte, asistentul medical de gardă consemnează: „La ora 1 și 10 minute bolnavul X a decedat". Înainte de terminarea gărzii la ora 6 dimineața, starea tuturor pacienților trebuia să fie consemnată încă odată. Asistentul de gardă scrie: „Starea bolnavului X: neschimbată"!

Unul dintre internați, un fost aviator de vânătoare, era în stadiul final al unei boli terminale. Fiind deja complet dependent și obnubilat, două surori vorbitoare de rusă s-au apucat să-i schimbe scutecele. Uitându-se la scutece, una din ele a spus în rusă „Suhoi" („uscat" în limba rusă), la care fostul aviator a sărit în șezut scrutând împrejurimile cu privirea și a strigat:
— Unde?[17]

---

[17] Suhoi este și o marcă de avioane militare rusești în dotarea armatelor arabe.

Armata

În România, perindându-mă prin atâtea instituții de învățământ, mi-a tot fost amânată încorporarea pe motiv de studii. Ajungând peste limita de vârstă, am fost clasat „soldat neinstruit". Ajungând în Israel, am fost invitat să mă prezint la o unitate militară. Mi s-a dat uniformă și mi s-a înmânat o armă. La protestele mele că nu am tras niciodată cu arma, am fost trimis la câteva trageri, apoi mi s-a explicat că trebuie să port arma asupra mea tot timpul concentrării. Trebuie să dorm cu ea, să o iau și la toaletă și când plec acasă în permisie.

Am aflat că voi fi concentrat câte o lună în fiecare an; de fapt, în mod ironic, ne puteam considera soldați cu o permisie de 11 luni pe an!

În perioada concentrării primeam salariul integral. Aceste concentrări anuale au continuat până la vârsta de 54 de ani, forțele armate având mare nevoie de medici. Neaparținând unei anumite unități, la fiecare concentrare eram trimis oriunde era nevoie de un medic militar.

Spre deosebire de majoritatea medicilor care preferau să fie concentrați aproape de casă în centrul țării, eu ceream pe Înălțimile Golan din nord. Având o altitudine medie de 1.000 m, acest podiș s-a format prin activitatea vulcanică care a continuat până în urmă cu 700.000 de ani. Roca vulcanică din care este format (predominant bazalt) poate atinge o grosime de un kilometru.

Am vizitat câteva conuri vulcanice din zonă cu vehiculul militar, trecând apoi prin posturile militare de-a lungul graniței cu Siria. Aici natura era sălbatică, făcându-mi o mare plăcere să observ plantele și animalele. În plus, servind detașamente de luptători, nu veneau la consultații soldați cu afecțiuni simulate pentru a cere permisie.

Am fost entuziasmat să prind cea mai mare insectă din Israel: *Saga pedo*, din familia greierului, care poate ajunge până la 14 cm lungime! Este o răpitoare nearipată, care se hrănește cu alte insecte. Într-o permisie am luat un exemplar acasă într-un borcan pentru a-l arăta familiei, după care l-am adus înapoi, eliberându-l în natură. Am mai văzut și alte animale: lupi veniți din Siria, șacali, vulpi, vulturi, scorpioni (am tratat și soldați înțepați de acest artropod), etc.

Dormeam într-un cort, împreună cu paramedicii. Într-o iarnă am avut tabăra de corturi la poalele muntelui Hermon, unde erau temperaturi aproape de îngheț, ploi și vânt puternic. Noaptea ne tot învârteam în patul de campanie, perpelindu-ne cu partea corpului expusă la soba cu motorină din cort și cu partea opusă, rece ca gheața.

Odată am avut ocazia ca unul dintre ei să fie bucătar șef în viața civilă, așa că ne mai pregătea ceva mâncare la repezeală, dar ne desfăta în special când se întorcea din permisie cu ceea ce gătise acasă.

Am avut norocul să nu particip la operațiuni militare. Odată am fost trimis la cel mai înaintat post din „zona de securitate" din Liban, ocupată temporar de Israel după războiul din 1982. De fapt era un buncăr construit din blocuri de bazalt. Aici am asistat la un duel de artilerie între două grupări înarmate libaneze rivale (ambele musulmane șiite): Hezbollah și Amal. După ce și israelienii au tras câteva salve de artilerie, s-a decretat alertă în buncăr, așteptând-se riposta celor bombardați. Umblam cu casca pe cap, dar riposta nu a mai avut loc. Cu timpul, sprijinit de Iran, Hezbollah a ajuns puterea militară dominantă din Liban, în timp ce Amal a devenit un partid cu reprezentanți în Parlament.

Prietenul meu, Nelu, a avut mai puțin noroc. În timpul războiului din Liban din 1982 a ajuns cu armata până la aeroportul din Beirut. În cursul luptelor au fost morți și răniți israelieni.
Un general care inspecta frontul l-a întrebat:

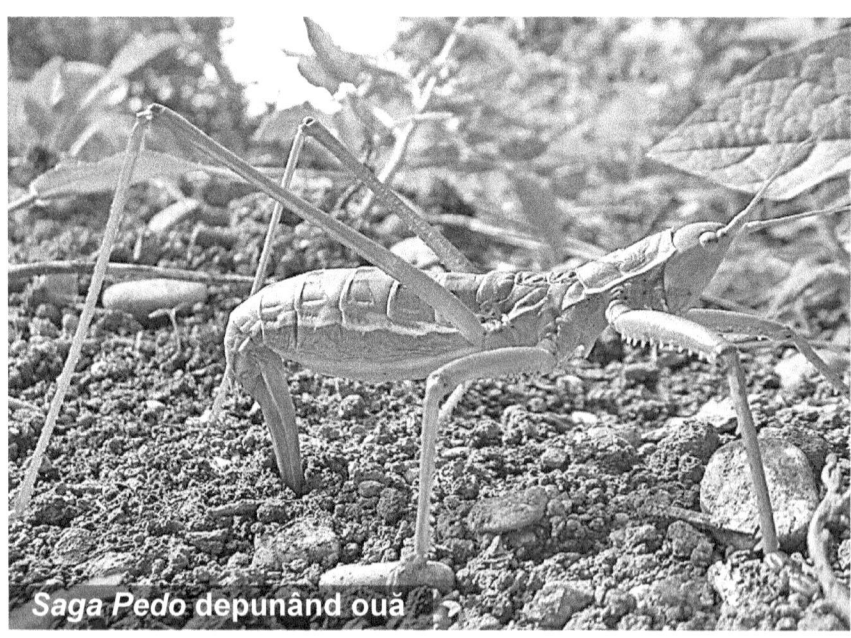

Saga Pedo depunând ouă

— Doctore, câți ani ai?
— 44 (pe vremea aceea participau la război numai cei sub 40 de ani).
— Și cum ai ajuns în Liban?
— Cu autobuzul!

După ce armata israeliană a ajuns la Beirut și luptele s-au mai liniștit, Nelu stătea întins într-un șezlong pe balconul unei vile părăsite. În jur, liniște pastorală. La un moment dat apare paramedicul și îi spune:
— Doctore, aici sunt „tzalafim" (în ivrit).
— Bine!
Paramedicul vine a doua oară:
— Doctore ai auzit? Sunt „tzalafim".
— Bine!
A treia oară:
— Doctore, dar știi ce sunt „tzalafim"?
— Nu!
— Bum! Bum! răspunde paramedicul arătând spre pușcă.
Atunci a înțeles și Nelu că este vorba de lunetiști. Necunoașterea limbii l-ar fi putut costa viața! De-abia s-a întors Nelu în clădire că s-a și tras spre un soldat care a apărut înspăimântat și palid, după ce glonțul șuierase pe lângă el.

Pentru a avea mai multă prestanță în fața soldaților, conducerea militară israeliană a hotărât ca medicii să facă instruire militară ca să primească grade de ofițeri. Prin urmare, am fost trimis împreună cu alți medici fără grad militar la un curs prescurtat de ofițeri. Printre cursanți se afla și colegul meu, Nelu. La sfârșitul cursului am dat un examen scris la care trebuia să completăm un test grilă. Nelu mi-a propus să colaborăm, fiecare rezolvând o jumătate din grilă, apoi să schimbăm foile între noi. Uitându-mă la foaia completată de Nelu, îl întreb:
— Ce ai făcut aici?
— Ce am scris?
— Păi la întrebarea asta erau trei variante de răspuns, iar tu ai ales litera d!

Până la urmă ni s-a acordat tuturor gradul de locotenent. Unul dintre cursanți i-a propus conducătorului cursului:
— Propun să prelungim cursul cu o săptămână și să ne acordați gradul de căpitan!
Poate nu pe nedrept se spune că „armata israeliană este cea mai indisciplinată, dar și cea mai eficientă armată din lume."

Centrul de zi pentru vârstnici

A fost inaugurat într-o construcție nouă pe terenul Centrului Geriatric, sub egida și finanțarea unei organizații de binefacere. Interiorul era foarte frumos amenajat, respectându-se principiile planificării clădirii pentru populația vârstnică.

Participarea la activitățile centrului era gratuită. Bătrânii din împrejurimi erau aduși cu microbuzele dimineața și duși acasă după amiaza. Dimineața se servea micul dejun, iar la prânz o masă consistentă. Existau mai multe preocupări posibile: lucru manual, gimnastică, sală de fitness, cerc de pictură, având la dispoziție și un salon de înfrumusețare cu coafură și manichiură. Cercul de pictură condus de o pictoriță m-a impresionat cel mai mult. Unii bătrâni care nu pictaseră în viața lor ajungeau după un timp să creeze tablouri impresionante. Am cumpărat o pictură cu ciclame a uneia din aceste bătrâne, pe care o avem și astăzi pe un perete din sufragerie (vezi pagina 2).

Aveau și cabinet medical, unde dădeam consultații la cerere. Una din paciente mi-a relatat că a orbit în urmă cu câțiva ani, având glaucom și degenerescență maculară. Ceea ce o supăra era că avea „vedenii". Deși „vedea" lucruri plăcute (flori, modele de tapiserie) și își dădea seama că nu sunt obiecte reale, era tensionată și nu raportase medicului de familie, de frică să nu fie categorisită ca psihotică.

Am rămas surprins! Era primul caz de sindrom *Charles Bonnet* pe care-l văzusem. Am asigurat-o că este perfect sănătoasă psihic și i-am povestit despre acest sindrom ce apare la pacienți cu psihicul normal, după ce orbesc. A fost descris pentru prima oară în 1760 de Charles Bonnet, jurist, naturalist, filozof și scriitor francez din Geneva. Am adăugat că nu există tratament eficient, dar că nu trebuie să o supere prea mult, mai ales că „vede" obiecte plăcute. Nu a mai venit să o consult, dar directoarea mi-a spus că este liniștită și participă la activitățile din centrul de zi.

Am păstrat până astăzi relații de stimă și apreciere reciprocă cu directoarea centrului de zi.

Medic consultant la Spitalul de Psihiatrie

Tot în localitatea Pardes Hanna funcționa și cel mai mare spital de psihiatrie din Israel, aflat de asemenea pe amplasamentul unei foste tabere militare britanice, unde am fost invitat să dau consultații de geriatrie.

Exista și acolo o secție de psihogeriatrie destul de curățică, dar care nu ajungea la calitatea pavilioanelor noastre, mai ales în ceea ce privește condițiile de mediu și tratament comportamental.

Am fost invitat să particip de câteva ori la ședințele medicilor psihiatri. După părerea mea prescriau cam multe medicamente antipsihotice. Tratamentul fiind condus de medici psihiatri, nu mă amestecam în prescripția medicamentelor psihotrope. Pe de o parte executau toate recomandările mele legate de tratamentul geriatric, dar ignorau rarele cazuri când propuneam tratament cu trazodonă. De! Ținea de specialitatea lor.

Spitalul avea și o mică secție de medicină internă pentru tratamentul bolnavilor internați în spital. Șeful acestei secții era Dr. **Wexler**, venit și el din România, unde lucrase la spitalul din Focșani. Mult mai în vârstă decât mine, era un medic internist foarte bine pregătit, cu largi cunoștințe de medicină inclusiv psihiatrie, având o inteligență emoțională deosebită, fiind stimat și apreciat de toți.

Tratamentul pacienților de psihiatrie se baza în primul rând pe medicația antipsihotică și antidepresivă. Înainte de descoperirea antipsihoticelor, pacienții violenți erau imobilizați cu ajutorul cămășii de forță, prevăzută cu mâneci foarte lungi, care se legau la spatele bolnavului. În anii '50 ai secolului trecut, când a apărut primul antipsihotic (clorpromazina), ziarele scriau: „S-a descoperit o cămașă de forță chimică".

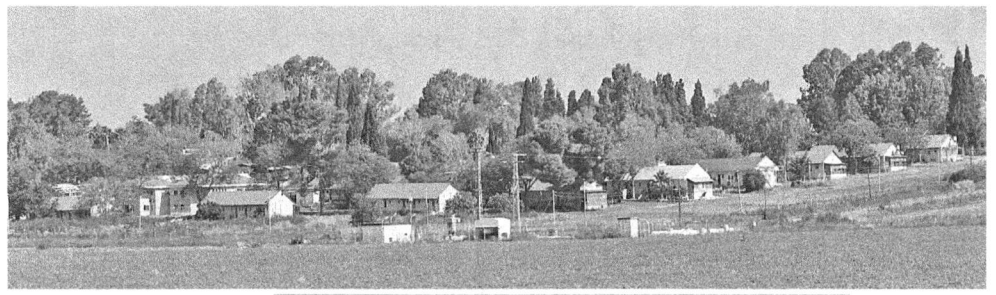
Spitalul de Psihiatrie Shaar Menashe

Povestiri din Spitalul nr. 9 (redenumit „Al. Obregia" în 1998)

Amintesc aici povestirile doctorului **George Meiu**, directorul Spitalului numărul 9 din București. Când l-am cunoscut, era un bărbat de vârstă medie, nu prea înalt, grăsuț, cu fața roșietică și zâmbitoare, inspirând multă încredere. Avea o voce plăcută de bariton, cu vorbirea înceată, sfătoasă, exprimând multă siguranță de sine. Era foarte agreat de către pacienți, care îl numeau „tatăl nebunilor".

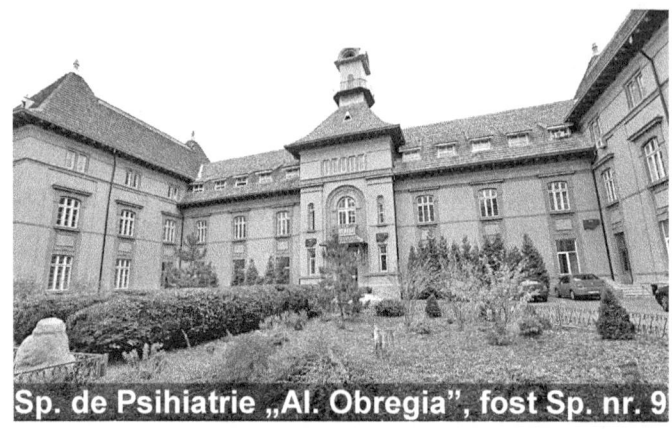
Sp. de Psihiatrie „Al. Obregia", fost Sp. nr. 9

Uneori, pacienții externați care veneau la București dormeau la el acasă. Odată, când a găzduit un pacient paranoic, a găsit toate scurgerile chiuvetelor înfundate „ca dușmanii să nu trimită gaze otrăvitoare prin țevi".

Fiind student, l-am întrebat dacă internații pot fi periculoși. Mi-a răspuns cu vocea lui liniștitoare: „Nu sunt periculoși!". A continuat apoi să ne povestească cum, totuși, un medic care nu avea chemare pentru psihiatrie a fost omorât de un pacient. Doi pacienți reparau gardul spitalului. Doctorul respectiv, trecând pe acolo a fost întrebat de unul din ei:
— Cum vă place gardul, domnul doctor?
— Ei, muncă de nebun!
Înfuriat, pacientul a început să-i dea în cap doctorului cu muchia teslei cu care lucra.
— Stai, mă, că îl omori pe domnul doctor!, i-a strigat colegul.
— Atunci chiar că îl omor! Și a întors tesla cu tăișul spre victimă.

O altă întâmplare s-a petrecut când patru paranoici dintr-un salon cu mai multe paturi s-au asociat să „schimbe ordinea socială". Demontând paturile metalice, și-au improvizat răngi și, după ce i-au atacat pe ceilalți pacienți, fracturându-i ambele picioare unui oligofren, s-au urcat pe acoperiș și au început să dea jos olanele. A fost nevoie să se apeleze la pompieri, să vină cu scara pentru ca personalul să poată să-i imobilizeze.

Conferințe comune

Directorul spitalului de psihiatrie a propus ca cele două instituții să organizeze împreună o sesiune de conferințe despre depresia la bătrâni. Am transmis directorului meu propunerea, care a acceptat-o cu plăcere. Eu am conferențiat despre cauzele depresiei la populația vârstnică. Printre altele, am spus:

„Căruța" este foarte încărcată și grea:
- Pensionarul își pierde poziția socială. De exemplu, un medic, fost șef la sala de urgențe, este oprit la intrarea fostului său loc de muncă la câțiva ani după pensionare și întrebat: „Cine sunteți dvs?"
- Are loc o scădere treptată a abilităților fizice și mintale.
- Se adună: boli cronice, invalidități, probleme funcționale.
- Moartea soției / soțului este o lovitură extrem de grea.
- Încetul cu încetul, dispar și prietenii și cunoștințele. Un vecin de 90 de ani mi-a povestit că dintre colegii de școală mai trăiește o singură femeie.
- Generațiile tinere se interesează mai puțin de bătrâni și singurătatea devine foarte apăsătoare.
- Viața este și mai dificilă dacă au și probleme financiare.

Dar și „caii" sunt slabi: dacă în trecut se considera că depresia este o tulburare pur funcțională, mai recent s-a descoperit o serie de modificări organice în creierul pacienților bătrâni suferind de depresie.

Conferința a avut succes și un șef de secție, psihiatru, m-a rugat să-i fac copii după diapozitivele prezentate.

Demență sau stare confuzivă?

În literatura medicală engleză tulburările psihice majore la bătrâni se rezumă la cei trei D: dementia, depression, delirium (stare confuzivă). Pe când demența este o boală progresivă și ireversibilă, starea confuzivă este o tulburare de obicei trecătoare, care apare după traumatisme craniene, intervenții chirurgicale, boli acute, medicamente, etc. În timp ce bolnavul dement este alert și atent la ce-i spunem, cel suferind de stare confuzivă are „privirea pierdută" și nu prea este atent la întrebările noastre.

Un şef de secţie de la spitalul psihiatric a fost chemat de fiica unui bătrân pentru un consult la domiciliul tatălui ei. Bătrânul era dezorientat în timp şi spaţiu, iar psihiatrul a pus diagnosticul de demenţă, recomandând numirea unui tutore. Pe baza recomandării psihiatrului, judecătoria l-a pus pe acesta sub tutela fiicei, aceasta vânzând apoi o parte din proprietăţile tatălui. În decurs de câteva luni bătrânul şi-a revenit complet, fiind de fapt vorba de o stare confuzivă. Psihiatrul nu a fost înştiinţat în timpul consultului că pacientul căzuse în prealabil cu bicicleta şi se lovise la cap.

După ce şi-a revenit, bătrânul, care era proprietarul unei ferme, a dat în judecată psihiatrul, învinuindu-l că proprietăţile au fost vândute fără voia lui, din cauza diagnosticului greşit. Psihiatrul m-a rugat să depun mărturie în favoarea lui la judecătorie dar, din păcate, greşeala fiind atât de evidentă, nu l-am putut ajuta prea mult.

Propuneri de avansare

Între timp Dr. Wexler trebuia să iasă la pensie şi directorul spitalului de psihiatrie m-a invitat să mă prezint la concursul pentru ocuparea postului de şef de secţie la Medicină Internă. Analizând propunerea, am ajuns la concluzia că la Centrul Geriatric din Pardes Hanna lucram într-o secţie mai activă şi cu un personal mai de calitate, iar mediul psihiatric nu îmi surâdea. Aşadar am hotărât să nu-mi depun candidatura.

La fel am fost invitat la concursul pentru ocuparea postului de şef de secţie de geriatrie în oraşul Safed (Ţfat). Nici acolo nu m-am prezentat la concurs, dar nu din cauza refuzului lor de a mă angaja imediat după sosirea mea în ţară, ci pentru că eram deja bine integrat la locul de muncă actual, soţia se aranjase cu serviciul, copiii se descurcau bine la şcoală şi locaţia era mai puţin atrăgătoare.

La "hotelul pentru bătrâni"

După-amiaza am început să lucrez la o casă de bătrâni de lux din oraşul Netanya, localitate de vilegiatură pe malul mării. Era o clădire cu 7 etaje chiar pe ţărmul Mediteranei, arătând ca un hotel de 5 stele, cu restaurant, piscină, bibliotecă şi unde aveau loc activităţi culturale.

Afacerea era condusă cu mână de fier de Eldad, un evreu marocan priceput și destoinic. Declarându-se hotel, instituția se sustrăgea controlului Ministerului Sănătății.

Acolo locuiau în jur de 100 de bătrâni cu stare veniți din toată lumea, 80% fiind vorbitori de engleză. Unii veniseră „să moară în Țara Sfântă", alții datorită condițiilor oferite. Erau și câțiva israelieni. Rezidentul putea alege o cameră sau un apartament cu vederea spre mare sau spre curtea interioară (prețul fiind diferit).

Asistența medicală era asigurată de mine și de patru surori, Eldad alegându-le pe cele mai harnice și eficiente din vreo 10 care s-au perindat pe acolo de-a lungul anilor. Am stabilit cu el că voi veni după amiaza și voi rezolva cazurile medicale, dar fără a avea ore fixe de serviciu: voi sta 30 de minute sau 5 ore, în funcție de cazuistică. În caz de urgență, în lipsa mea puteau să cheme un medic particular sau salvarea.

Medicamentele prescrise erau aduse de la farmacia policlinicilor, printr-un curier plătit de rezidenți. De asemenea, dacă din cauza problemelor funcționale aveau nevoie de îngrijitoare, era tot pe cheltuiala proprie. Exista un singur angajat responsabil cu întreținerea, iar partea birocratică se rezuma la un contabil cu jumătate de normă. Eram bine plătit, ceilalți angajați având salarii modeste.

Ajunsesem la relații amicale cu Eldad, care mi-a destăinuit că primea în medie 2.000$ pe lună pentru fiecare rezident (pe atunci, o sumă considerabilă) și plătea 60.000$ chirie lunară pentru clădire. Amintindu-i odată că are un câștig incomparabil mai mare decât al meu, mi-a răspuns:
— Dar tu ești și vei fi întotdeauna doctor! Dacă dau faliment, eu ce voi fi? Un nimeni!

Relațiile cu rezidenții erau foarte plăcute. Aplicam principiile geriatrice: multe conversații, puține medicamente.
Într-o zi intră în cabinetul medical un rezident nou și mă întreabă:
— Doctore îmi recunoști vocea?
— Nu!
— Sunt Michael Ben Hanan, am transmis la radio gimnastica de dimineață, timp de decenii. Într-adevăr avea o voce specială și plăcută, dar eu venisem în țară după ce se pensionase deja.

A continuat:

— Am deja în buzunar 82 de ani. Tot ce va fi în plus, este beneficiu de inventar. După pensionare am fost ghid turistic timp de 10 ani. Îndrumam în Ierusalim mai ales turişti germani. Au fost cei mai fericiţi ani din viaţă!

Michael Ben Hanan era un om inteligent, care vorbea câteva limbi străine. În afara facultăţii de educaţie fizică, era licenţiat şi în matematică. A murit la 92 de ani.

Eldad m-a anunţat că a primit o pereche de bătrâni din Germania. Nu prea ştiam cum vom comunica, eu neştiind germana, dar noul rezident vorbea engleza. Întrebându-l unde s-a născut, mi-a spus:

— Dorohoi, România
— Atunci vorbiţi româneşte!
— Desigur!

Am aflat apoi că avea peste 90 ani, plecase din România după război şi lucrase în Germania ca medic timp de 30 de ani.

A început să-mi povestească:

— Ştiţi cine au fost profesorii mei? Danielopolu, Nanu-Muscel, Victor Babeş.

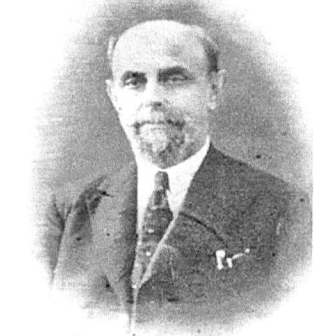

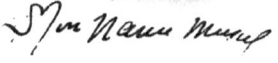

A început să-şi depene amintirile:

— La examinarea unui student de la medicina militară, profesorul **Daniel Danielopolu** (1884-1955) l-a întrebat în ce doză se administrează atropina. Acesta i-a răspuns „cam 1 gram".

— Domnule coleg, doza pe care ai spus-o matale ajunge pentru un regiment!, i-a răspuns profesorul.

Bătrânul medic mi-a mai povestit şi despre Prof. **Ion Nanu-Muşcel** (1862-1938), dar despre **Victor Babeş** (1854-1926), nimic.

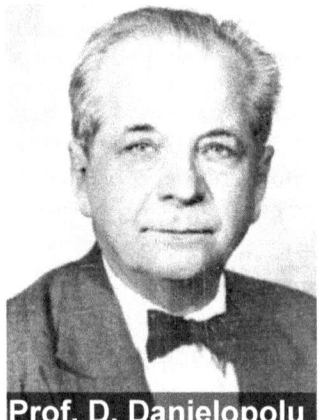

Prof. D. Danielopolu

I-am spus:

— Dar de Victor Babeş nu mi-aţi povestit nimic!
— Era pedagog slab!
— Dar a descoperit nişte paraziţi care îi poartă numele, *Babesia*, care dau bolile numite babesioze!

Pe fața bătrânului a apărut un zâmbet larg:
— Știți cum le ziceam noi, studenții, acestor boli? „Babeșine"!!
Am avut senzația că în fața mea învia istoria medicinii românești.

Un alt rezident, tot în jurul vârstei de 90 de ani, venise din Londra și vorbea numai engleza. Suferea de o insuficiență cardiacă severă pe care am reușit s-o echilibrez cu doze mari de furosemid.

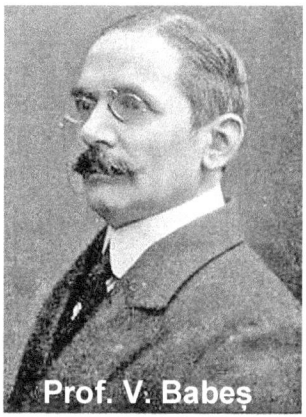
Prof. V. Babeș

Într-o zi a apărut în cabinetul meu fiul său din Anglia, care venise să-l viziteze. Desigur, i-am povestit cu de-amănuntul condiția tatălui, având impresia că mă înțelege foarte bine. La urmă, s-a prezentat drept medic geriatru pensionar din Londra. A stat mai multă vreme în Israel, locuind în camera tatălui. Deoarece doza de furosemid i se părea exagerată, am acceptat să conducă el dozarea medicamentului. Până la urmă, după ce cu doze mai scăzute au apărut edeme, a fost nevoit să revină la dozele inițiale.

La invitația mea, a vizitat Centrul Geriatric din Pardes Hanna, fiind plăcut impresionat. La final a făcut o donație în contul Centrului Geriatric, exprimându-și dorința să întrebuințăm banii în folosul instruirii medicilor secundari. Am păstrat legătura și după întoarcerea lui la Londra, folosindu-ne de fax, internetul nefiind încă folosit.

Am mai avut în grijă un rabin venit din Bruxelles, care vorbea un ivrit literar și care, la vârsta de 92 de ani, scria o carte. După sărbătorile Paștelui evreiesc, a intrat în cabinetul meu și a început să-mi povestească:
— Am avut o noapte de Paște minunată! Am băut toate cele patru pahare de vin (conform datinilor religioase), dar, după al patrulea pahar, am simțit deodată nevoia să urinez. Am mers spre lift cu ajutorul cadrului de mers, ca să ajung în camera mea de la etajul întâi. În lift, am simțit că nu mă mai pot reține. Atunci mi-a trecut prin minte cu iuțeala fulgerului că trebuie să existe un centru care conduce urinatul jos în apropierea vezicii, la fel cum trebuie să existe un centru și în creier. Vrând să tulbur colaborarea dintre acești centri, mi-am adus aminte din Talmud că dacă doi oameni țipă concomitent, nu se pot înțelege unul pe celălalt. Atunci am început să cânt cu voce tare în

lift, toți cei prezenți crezând că am înnebunit, dar astfel am reușit să ajung cu bine la toaletă.

— Toată cinstea onorabile rabin, nu numai că ați avut dreptate că există un centru în măduva spinării sacrale și unul în creier, dar ați descoperit și legea dominantei lui Uhtomsky, care spune că excitarea puternică a unui centru „atrage" excitațiile mai slabe ale altor centri.

— Dar povestea este mult mai veche!

— Cum adică mai veche?

— În urmă cu 80 de ani, când eram copil, am fugit cu familia din Rusia, unde erau pogromuri, în Polonia. Acolo ne-am mutat într-o clădire cu mai multe etaje, unde locuia și un rabin vestit, care avea mulți elevi. Elevii veneau să învețe scrierile sfinte, iar o parte veneau și să mănânce, fiindcă rabinul dădea și de mâncare. Rabinul era foarte bătrân și gras și mergea spre closetul care era în capătul unui coridor lung, însoțit și sprijinit de către elevi, care întotdeauna cântau. Abia acum am înțeles și eu de ce cântau!

După ce am lucrat opt ani în acest hotel, Eldad a vândut afacerea și a plecat în Anglia să facă afaceri imobiliare. Noii proprietari au vrut să-mi reducă salariul dar nu am acceptat. Astfel, am părăsit acest serviciu plăcut; oricum aveam nevoie atunci de mai mult timp liber, deoarece începeam să ne construim casa.

CONSTRUIREA CASEI

Cumpărasem terenul cu câțiva ani în urmă. Proiectul a fost făcut de o arhitectă, fiica unor buni prieteni. Am invitat apoi câțiva antreprenori, care au făcut propuneri de prețuri destul de asemănătoare. Vorbind cu un prieten inginer constructor, ne-am hotărât să construim casa fără antreprenor, sub controlul inginerului.

Astfel, timp de doi ani am întrerupt munca de medic de după amiază, cumulând funcțiile de: „antreprenor", „șef de șantier" și „muncitor". Am economisit astfel 30% din prețul cerut de antreprenori, dar am folosit cele mai de calitate materiale de construcție, iar casa a ieșit foarte frumoasă. Pentru acoperirea costurilor care depășeau economiile noastre a trebuit să vindem apartamentul în care locuiam și ne-am mutat pentru doi ani și jumătate într-o căsuță mică și veche, parțial renovată, din spatele terenului.

Casa nouă cu trei nivele are și o mică grădină cu pomi fructiferi, gazon și viță de vie. La parter aveam cabinet unde primeam pacienți atât eu, cât și soția. La nivelul al doilea locuiesc cu soția, iar nivelul trei era destinat copiilor.

În acea perioadă s-a mutat la noi soacra mea, dintr-un sat de lângă Pitești, care a locuit la noi până la moarte, nouă ani mai târziu. În ultimii ani, devenind semidependentă, i-am adus o îngrijitoare din România, subvenționată în parte de ajutorul social israelian.

A avut loc și căsătoria băiatului mic, iar tânăra pereche s-a mutat după un timp în Tel Aviv, mai aproape de locurile de muncă.

Cabinetul medical

Nu primeam mai mult de un pacient pe zi. Pe de o parte, eram ocupat, având deja două locuri de muncă, pe de altă parte, o consultație geriatrică de calitate durează mult timp. De obicei soseau la consultație însoțiți de membri ai familiei; erau cazuri complexe, care nu primiseră un răspuns adecvat la multiplele lor probleme.

După terminarea consultației scriam la computer o scrisoare de patru pagini în medie, către medicul curant. Scrisoarea cuprindea: anamneza, datele examenului fizic, rezultatele investigațiilor și analizelor care mi-au fost prezentate, diagnosticele, inclusiv starea funcțională, tulburările mintale, problemele sociale. Recomandările, în afară de tratamentul medicamentos, investigații și examinări de către medici specialiști, puteau cuprinde și trimiteri la fizioterapie, asistență socială sau la judecătorie pentru numirea de epitrop/tutore, etc.

Pentru pacienții greu deplasabili dădeam consultații la domiciliu, câteodată în alte localități. Percepeam un onorariu substanțial dar, după impozitarea (progresivă) foarte mare, rămâneam cu aproximativ o treime din suma plătită de pacient.

Am avut mai mulți pacienți care erau „turtiți" cu combinații de medicamente psihotrope. Am fost chemat la domiciliul unei paciente din Tel Aviv care era somnolentă, cu vorbirea greoaie și nu mai era în stare să coboare din pat. Tratamentul medicamentos cuprindea, printre altele, un antipsihotic, un antidepresiv și un somnifer. După întreruperea (treptată) a acestei medicații a devenit alertă, i s-a îmbunătățit vorbirea și a început să umble.

Soțul unei alte paciente mă invitase s-o examinez deoarece devenise imobilizată la pat și confuză. Cerând să văd medicamentele pe care le primea, am descoperit că primea același antidepresiv de două ori, sub două denumiri comerciale diferite. Unul era prescris de către psihiatru, iar al doilea de către medicul curant (la recomandarea psihiatrului). Soțul, nefiind informat, administra ambele.

Într-o localitate învecinată aveam o pacientă la care eram invitat pentru o consultație anuală la domiciliu, pentru a-i comunica medicului curant recomandările aduse la zi. La consultații mă primea întotdeauna băiatul ei de vreo 45 de ani, funcționar la o bancă.

La una din întâlniri m-a rugat să-l primesc și pe el pentru o consultație medicală. I-am răspuns că este adevărat că sunt specialist și în medicină internă, dar de ani de zile primesc la consultații numai pacienți de geriatrie. La insistențele lui, l-am primit, totuși, pentru o consultație în cabinetul meu. I se întâmpla câteodată, fără legătură cu efortul, să simtă o puternică apăsare retrosternală, însoțită de senzația morții iminente, anxietate și transpirații, atacul durând câteva minute. Trăia tot timpul cu teamă, neștiind când și unde îl va apuca atacul următor.

Consultase nenumărați medici, dar niciunul nu rezolvase problema. Mi-a prezentat un teanc de investigații și analize, printre care și o coronarografie normală. În afara unor valori ușor ridicate ale glicemiei, celelalte analize erau normale. La examenul fizic nu am găsit nimic relevant.

Era clar că aveam în față un caz cu atacuri de panică. După ce i-am explicat pe larg despre ce este vorba, i-am prescris doze moderate dintr-un antidepresiv recomandat și în atacuri de panică. Dar ce l-a ajutat cel mai mult cred că a fost o broșură pe care i-am făcut-o cadou. Am primit această broșură cu desene, care descria atacul de panică, de la agenta firmei care producea antidepresivul respectiv, toate simptomele pe care le avea pacientul găsindu-se acolo.

După un an pacientul s-a prezentat la control, nemaiavând niciun atac. Și-a exprimat dorința să continui să-l urmăresc medical. I-am explicat însă că nu are niciun rost să-mi plătească onorariul, prediabetul pe care-l avea putând fi urmărit de medicul de familie.

Instituția particulară

După ce ne-am mutat în noua casă am început din nou să lucrez după amiaza ca director medical la un mic spital particular de geriatrie, tot în orașul Netanya. Situat într-o clădire veche etajată, avea secții de bolnavi cronici dependenți și psihogeriatrie, conduse de către un doctor și două doctorițe de medicină generală. Doctorul nu s-a bucurat de venirea mea, deoarece îi luasem locul la conducerea medicală, spunându-mi că diferența dintre noi doi este că eu am o diplomă.

Secția de psihogeriatrie a constituit pentru mine un șoc. Era condusă de o doctoriță venită din Rusia unde fusese psihiatră, în Israel fiindu-i recunoscută numai diploma de medicină generală și care „trata" bolnavii demenți cu antipsihotice.

Saloanele aglomerate, neechipate pentru tratamentul unor astfel de pacienți, găzduiau un amestec de bolnavi ambulanți și dependenți, care moțăiau în cărucioarele cu rotile, sub influența medicației. Nici vorbă de terapie ocupațională și de minunatul tratament comportamental din Centrul Geriatric. Personalul mediu era înăcrit și blazat.

Am început să opresc treptat medicația antipsihotică, unii bolnavi ameliorându-și starea funcțională. La nevoie dădeam trazodonă. Am încercat să transfer bolnavii dependenți la secțiile de dependenți, dar de multe ori lipseau locurile libere.

Cealaltă doctoriță era bună profesional, dar și ea era îngrădită de condițiile fizice și atmosfera de blazare prezentă și în secția ei. Am organizat o vizită cu personalul la Centrul Geriatric din Pardes Hanna, să înțeleagă principiile tratamentului psihogeriatric. Desigur, ar fi trebuit schimbați și o parte dintre angajații care nu erau potriviți pentru o asemenea secție.

Nu am putut să fac ceea ce reușisem înainte în secția de medicină internă din Pardes Hanna, unde, de-a lungul anilor am transferat o parte din personalul de care eram mai puțin mulțumit și am primit în schimb oameni de calitate. Acolo aveam acum o doctoriță geriatră foarte bună (fostă rezidentă de-a mea), o soră șefă „spirt" și o secretară harnică și isteață. Secția funcționa bine chiar dacă nu eram prezent.

Am discutat cu directorul administrativ măsurile pentru îmbunătăţirea mediului, echipament, terapie comportamentală, dar am primit nişte asigurări vagi, ce urmau să se materializeze într-un viitor nedefinit. Cu timpul, cele două doctoriţe au început să mă aprecieze şi să mă stimeze. În ceea ce-l priveşte pe al treilea medic, nu era slab profesional, dar era indiferent. Deşi executa toate recomandările pe care le făceam, continua să mă cam ignore.

Poliradiculonevrita

În cursul unei vizite la secţia de dependenţi mi-a fost prezentată o femeie de 76 de ani nou internată, suferind de tetrapareză (paralizie parţială a celor patru membre) în urma unei poliradiculonevrite (sindromul *Guillain-Barré*).

Boala apăruse la două săptămâni după o afecţiune acută a căilor respiratorii, înainte de aceasta femeia fiind independentă funcţional. A fost internată într-un mare spital unde, după părerea mea, diagnosticul şi tratamentul au fost corecte.

Pacienta era imobilizată în căruciorul cu rotile, uşor agitată, anxioasă, deprimată şi se plângea de dureri „intolerabile" la mâini, cu caracter de „arsură", zi şi noapte, care se accentuau dacă mâinile erau coborâte. Mâinile erau roşii, umflate şi calde, iar durerea se accentua la o simplă atingere a lor.

Acest tablou clinic mi-a amintit de sindromul de distrofie simpatică reflexă, unde există un răspuns excesiv sau anormal al sistemului nervos simpatic. M-am gândit să încerc un medicament care scade activitatea simpatică şi m-am oprit la clonidină, medicament anitihipertensiv, care acţionează excitând receptorii inhibitori ai sistemului simpatic.

I-am oferit bolnavei tratamentul dar m-a refuzat, spunând că marii profesori de la spital au încercat timp de două luni diferite medicamente pentru scăderea durerii, inclusiv morfină, dar nimic nu a ajutat. I-am propus atunci să ia medicamentul numai câteva zile şi, dacă nu apare nici o schimbare, îl vom întrerupe. După această asigurare, a acceptat să-l încerce.

Am revăzut-o după trei zile, când m-a primit cu un zâmbet larg, spunându-mi:

— Domnul doctor, este mai bine!

Continuând tratamentul, durerea și modificările locale s-au ameliorat treptat; după două luni o mână având un aspect normal, iar cealaltă, cu modificări ușoare. În continuare și durerile au dispărut. De acum pacienta îmi spunea „domnul profesor"! După ce i-am atras atenția că nu sunt profesor, mi-a răspuns:

— Pentru mine sunteți domnul profesor!

Am trimis descrierea cazului, succesiv, la două reviste medicale de limbă engleză, dar mi s-a refuzat publicarea. De la una am primit răspuns că nu intră în sfera de interes a cititorilor săi, iar de la a doua, că nu a atins gradul de prioritate necesară publicării. Aceasta a fost singura lucrare de care mi-a părut rău că nu am reușit s-o public, deoarece și alți pacienți ar fi putut profita de acest tratament.

L-am anunțat pe directorul administrativ că împlinind vârsta de 65 de ani, urma pensionarea obligatorie ca angajat de stat. S-a bucurat, propunându-mi să lucrez la ei cu normă întreagă. I-am răspuns că vreau să-mi iau o pauză de jumătate de an și voi hotărî după aceea.

PENSIONAREA

Cu ocazia pensionării mi s-a organizat la Centrul Geriatric o sărbătorire peste așteptări. Cel mai mult m-a impresionat un album cu fotografii și comentarii la care au contribuit directorul, medicii, surorile, personalul echipei multidisciplinare și alții (până și șoferii).

Am avut noroc ca la venirea mea în țară să nimeresc la geriatrie. În această oază mai liniștită, departe de vârtejul marilor spitale, am putut să continui medicina însușită în România, alături de metodele moderne și să am o colaborare foarte plăcută cu personalul.

Activitatea clinică, didactică, cercetarea științifică și practica particulară mi-au ocupat practic aproape tot timpul, dar le-am făcut cu plăcere și mi-au dat mari satisfacții. Deși lucram de dimineață până seara, nu mă simțeam decât puțin obosit când ajungeam acasă.

M-am cam temut de pensionare: cum o să mă adaptez la întreruperea activității profesionale, cu ce o să-mi umplu timpul? Pe de altă parte, aveam mai multe propuneri de muncă din partea unor instituții particulare de geriatrie.

În cele șase luni de „vacanță" luate după pensionare m-am angrenat în activități complet diferite: excursii, înot, întâlniri cu prietenii, munca în grădină, producerea vinului (am câțiva butași de viță de vie în grădină), reparații ale aparaturii casnice, cumpărături, etc.

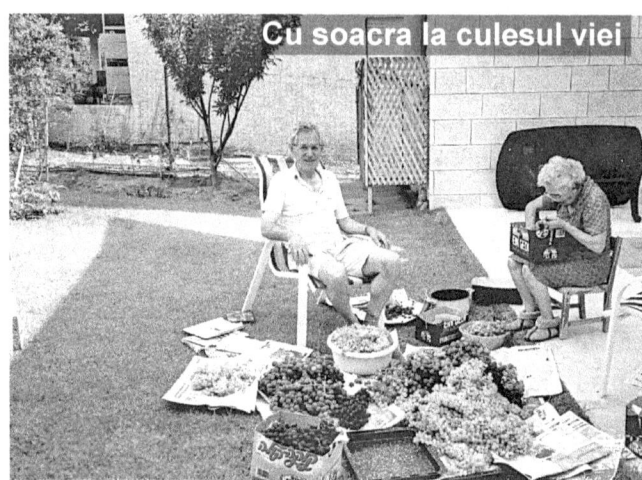
Cu soacra la culesul viei

Având o situație financiară stabilă, „vacanța" mi-a permis preocupări noi și foarte plăcute, o destindere după un ritm de viață tensionat cu ore lungi de lucru. Acum nu trebuia să fiu prezent la o anumită oră într-un anumit loc, nu trebuia să cunosc ultimele noutăți din literatura medicală, nu mă trezeam noaptea să mă gândesc dacă diagnosticul și tratamentul sunt corecte.

Astfel, vacanța de șase luni s-a prelungit și a ajuns deja la peste 15 ani. Diferența vacanței mele față de cea a elevilor este că ei știu exact când se termină. Sper ca a mea să rămână cât de plăcută și de lungă!
La scurt timp de la pensionare am devenit bunic, apoi s-a mai născut încă una. Am acum multe preocupări plăcute și aplic principiul: fac ceea ce îmi place, iar pentru ceea ce nu îmi place plătesc pe alții.

Recent am fost invitat la festivitatea pensionării unei sore arăboaice pe care am întâlnit-o acum 35 de ani în secția de Medicină Internă și cu care am lucrat mulți ani. Când am evocat munca și atmosfera de atunci și am caracterizat-o drept o soră harnică și pricepută, cu abilități interumane excelente, s-a emoționat așa de tare că i-au dat lacrimile.

Se spune că medicul care se tratează pe el însuși are un pacient prost, dar după pensionare sunt circumspect față de doctori și medicamente!

Partea a III-a: Opinii medicale personale

Efectul placebo

Încrederea bolnavului în puterea tămăduitoare a terapeutului, a medicamentului sau a procedurii are o importanță capitală. Astfel, administrarea unei substanțe inerte poate, surprinzător, să ducă la o ameliorare simțitoare a stării bolnavului.

Când lucram la Spitalul Cantacuzino s-a internat în secția mea un inginer în jurul vârstei de 45 ani, cu icter provocat de un cancer de ficat incurabil. În perioada respectivă, diagnosticul de cancer se dezvăluia familiei, dar de obicei se ascundea pacientului pentru ca acesta „să nu intre în depresie". D-lui inginer i-am spus că suferă de hepatită cronică.

Foarte repede bolnavul a devenit terminal, nu se mai putea da jos din pat și suferea de dureri teribile. Neavând la dispoziție morfină sau alte antialgice puternice, profesorul Păun mi-a sugerat să-i administrăm placebo.

Am luat niște capsule frumos colorate și le-am umplut cu carbonat de calciu (un antiacid). Bolnavului i-am spus că am obținut din Franța un antibiotic nou numit Amfomicină, eficient în hepatita cronică, pe care sora îl va administra la fiecare 8 ore. A doua zi, pacientul s-a dat jos din pat și mi-a spus că se simte mai bine, are dureri dar au devenit suportabile! În fiecare zi ne spunea că are un tratament special și că se simte mai bine, până când a murit, după 3 săptămâni.

Cum se poate explica această minune? Astăzi, se știe că, de fapt, placebo-ul este o prescripție medicală, dar substanțele active nu sunt eliberate de „medicament", ci de această minunată „mașinărie" care este organismul uman. Efectul placebo duce la eliberarea de endorfine (asemănătoare morfinei) în creier. Ulterior s-a demonstrat că intervin și alți mediatori chimici cerebrali, iar în ultima vreme s-a decelat și eliberarea de canabinoizi. Aceste substanțe puternic analgetice pot să scadă durerea și să inducă o stare de bine sau euforie.

În anul 1959 doi medici din Vălenii de Munte, compun „*serul de Văleni*", care conținea acid boric (un insecticid) și procaină, raportând „vindecări spectaculoase" în cazurile de cancer. Ideea era că reacția majorității tumorilor este alcalină iar injectarea unui acid ar putea distruge tumora. Procaina era un anestezic menit să scadă durerea. După ce au arătat un teanc de scrisori de mulțumire, autorii au fost invitați într-o secție oncologică din București, permițându-li-se să adauge tratamentul cu serul de Văleni la jumătate din pacienții internați. Cei doi s-au apucat de lucru, injectând serul în formațiunile tumorale. Rezultatul a fost nul: bolnavii tratați cu serul de Văleni evoluau și mureau la fel ca și cei fără acest tratament.

Atunci cum se explică scrisorile de mulțumire? În primul rând, pot fi ameliorări spectaculoase prin efectul placebo, cum au fost la pacientul tratat de mine. În al doilea rând, la nivelul medicinii din anii '60, cu aparatura medicală rudimentară, nu toți pacienții diagnosticați aveau în realitate cancer. În al treilea rând, cei la care nu a fost nici o ameliorare nu au scris scrisori de mulțumire.

Și medicamentele active pot avea efect placebo, pe care îl putem evidenția prin testarea dublu-orb. Este vorba de două grupuri de pacienți, unul primind substanța activă, iar celălalt placebo, nici pacienții și nici medicul neștiind care este medicamentul activ.

Dr. **Vasile Boici** a inițiat prepararea extractului din rădăcinile și tulpinile de spânz (*Helleborus*), folosit ca analgetic și relaxant muscular. Medicamentul, denumit Boicil, se injecta în punctele dureroase, cu rezultate spectaculoase.

La București s-a efectuat o testare dublu-orb. Încrederea pacienților în rezultatele tratamentului era așa de mare încât 50% din cei tratați cu placebo au raportat ameliorări (față de 65%, la cei care primiseră medicamentul activ). De regulă procentul celor ce răspund la placebo este în jur de 30%-40%.

Alte teste au arătat că efectul unui analgetic este mai bun dacă pacientul este conștient că l-a primit, față de administrarea fără știrea lui. O cercetare recentă sugerează că o substanță placebo ar putea, prin intermediul sistemului de recompensare (Reward System) al creierului, să activeze sistemul imunitar, crescând eficiența distrugerii microbilor.

Vorba unui profesor: „Toate tratamentele ajută!", inclusiv rugăciunea și binecuvântarea.

„*Medicul vindecă rareori, ameliorează deseori și consolează întotdeauna*", spune un vechi aforism. Empatia medicului are o importanță esențială pentru câștigarea încrederii pacientului, dar ce influență poate avea medicul asupra bolnavului dacă nu îl examinează și, în timp ce-i vorbește, se uită în calculator?

Popularitatea actuală a tratamentelor neconvenționale se datorează în parte și empatiei terapeuților care au timp să stea de vorbă cu pacientul, să-i câștige încrederea și să-l convingă de eficiența procedurii.

PLANTELE ȘI MEDICINA

Animalele nu ar putea trăi fără plante, care asigură cele două condiții esențiale existenței lor. Pe de o parte plantele înmagazinează energia solară și stau la baza lanțului alimentar al regnului animal, iar pe de altă parte furnizează oxigenul atmosferic necesar respirației.

Provenite dintr-un strămoș comun, plantele au evoluat în altă direcție decât animalele. Există astfel gene comune regnului animal și vegetal. Drojdia de bere, de exemplu, are unele gene în comun cu... omul. Din punct de vedere genetic plantele sunt mai complexe decât animalele. Genomul grâului (descifrat de curând) are de exemplu mult mai multe gene decât genomul uman. Dacă retina umană percepe lumina în urma activității a 4 gene, plantele au 16 gene care mediază captarea razelor de diferite lungimi de undă (inclusiv din spectrul infraroșu). O explicație interesantă întreținută de celebrul biolog/botanist Prof. Chamovitz este faptul că plantele trebuie să se adapteze condițiilor împrejurătoare fiind complet imobile, pe când animalele se pot mișca pentru asigurarea unor condiții mai prielnice, după nevoie.

În cursul evoluției, celula animală a încorporat în citoplasmă o bacterie simbiotică ce a devenit organitul denumit mitocondrie. Aceasta este „uzina" principală care furnizează energie celulei, „arzând" substanțele organice cu ajutorul oxigenului și transformându-le în bioxid de carbon și apă. Are astfel o funcție inversă față de cloroplastul din citoplasma celulei vegetale, care înmagazinează energia razelor solare în substanțele organice sintetizate din bioxid de carbon și apă.

În urmă cu 500 milioane de ani, după ce plantele au furnizat suficient oxigen atmosferic necesar respirației, au apărut deodată multe forme variate de viață animală. Această apariție fără precedent a feluritelor forme de viață complexe a fost denumită „*explozia cambriană*".

Legătură strânsă între cele două regnuri a dus de-a lungul sutelor de milioane de ani la adaptări și condiționări reciproce. Prin mecanismul selecției naturale plantele au dezvoltat: nectarul pentru polenizatori, fructe gustoase pentru cei ce răspândesc semințele și otrăvuri împotriva celor ce vor să consume partea vegetativă. Animalele ierbivore evită plantele care conțin toxine, în schimb, animalele care consumă fructele comestibile promovează răspândirea plantei.

Unele toxine, ca ricina, sunt extrem de puternice. O parte dintre aceste otrăvuri, în doze potrivite, servesc ca medicamente (atropina, digitoxina, antibioticele, etc). Relația reciprocă dintre hominizi și plante durează de peste 5 milioane de ani. De-a lungul evoluției, plantele au furnizat hominizilor vitamine, minerale și alți compuși importanți pentru buna funcționare a organismului.

Fitoterapia

Plantele conțin „comori" care au fost numai parțial explorate și valorificate. Continuă să fie descoperite în plante noi substanțe cu efecte benefice asupra sănătății. Nu este de mirare că o parte din medicamentele folosite azi în medicina convențională își au originea în plante, chiar dacă unele au fost modificate și sintetizate.

Fitoterapia se bazează pe utilizarea ceaiurilor medicinale, a tincturilor, extraselor și a altor forme de tratament bazate pe plante. Produsele fitoterapice conțin o sumedenie de substanțe, unele neidentificate, iar concentrația substanțelor variază în eșantioane diferite. Tratamentul fitoterapic este în primul rând empiric, plantele fiind folosite pentru tămăduire de când există omenirea. Am convingerea că ceaiurile medicinale ale bunicii, folosite de-a lungul generațiilor, nu numai că nu sunt dăunătoare, dar sunt chiar benefice.

Există, totuși, mai multe probleme:
- Dozarea substanțelor active din ceaiuri este aproximativă, concentrația lor depinzând de foarte mulți factori ca: locul de creștere a plantei, faza de dezvoltare în momentul recoltării, modul

de uscare și păstrare, etc.
- Se pot efectua cercetări dublu-orb, științifice, cu substanțe chimice pure extrase din plante, cum este morfina sau penicilina, pe când acest lucru este imposibil cu remedii fitoterapice care conțin concentrații variabile de la eșantion la eșantion a nenumăraților compuși.
- Plantele pot fi contaminate cu insecticide sau metale grele.
- Să nu uităm că nu tot ceea ce este natural este sănătos. Plantele conțin și otrăvuri și stupefiante. Ceaiurile pot să conțină ierburi care, în doze mari, vatămă organismul. Altele pot conține plante toxice. Ciupercile comestibile și cele otrăvitoare de multe ori sunt asemănătoare. Același lucru se poate întâmpla și la plante. În anii 1990-1992 în Belgia, la 100 de persoane care au folosit un ceai chinezesc pentru slăbit, a apărut un efect nefrotoxic. 70 de persoane au necesitat transplant renal sau hemodializă, iar 30 au dezvoltat ulterior cancer vezical. În acest caz o plantă toxică a fost confundată cu una medicinală.
- Și ceaiurile medicinale pot avea efecte secundare. Ceaiul de *senna* este eficient în constipație, dar folosit în mod cronic agravează constipația prin lezarea inervației intrinseci a intestinului.
- O substanță aromatizantă de origine vegetală larg folosită poate uneori crea probleme. Ceaiul nemedicinal Earl Grey Tea este aromatizat cu ulei de *Bergamot* (extras din portocala cu același nume). Rareori, acest ulei poate provoca crampe musculare.
- Nici exagerarea nu este bună. S-a publicat un caz de polineuropatie la un bărbat care consuma zilnic câțiva litri din acest ceai.

Nu mă opun fitoterapiei, dar este bine să se țină cont și de cele de mai sus.

PROMOVAREA SĂNĂTĂȚII

Cei trei factori importanți pentru promovarea sănătății atât la vârstnici, cât și pentru tineri sunt: alimentația sănătoasă, activitatea fizică și legăturile sociale.

Alimentația sănătoasă

Fără să dau recomandări complete, vreau să scot în evidență câteva aspecte care mi se par importante:

- A se consuma: crudităţi, zarzavaturi, legume, fructe, sâmburi (nuci, alune, etc.), cereale integrale – cât mai multe şi mai variate.
- A se limita: alimentele rafinate şi prelucrate industrial. Aici amintesc în primul rând zahărul şi făina albă. Se adună tot mai multe dovezi ştiinţifice că zahărul este unul din factorii importanţi în apariţia „bolilor civilizaţiei" cum ar fi: obezitatea, diabetul, infarctul miocardic. Zahărul se găseşte în cantităţi apreciabile în băuturile nealcoolice răcoritoare, precum şi în multe produse alimentare prelucrate industrial, de multe ori oamenii nefiind conştienţi de prezenţa şi cantitatea acestuia.
- Făina albă sărăcită în minerale, vitamine, oligoelemente şi fibre alimentare a înlocuit, din păcate aproape complet făina integrală sau de extracţie înaltă, găsindu-se în multe produse ale industriei alimentare.

Activitatea fizică

Este foarte importantă pentru sănătate, prelungirea vieţii şi buna dispoziţie. Există activităţi variate, în funcţie de preferinţe şi posibilităţi. La vârstnici, chiar şi mersul pe jos şi grădinăritul pot avea efecte benefice.

Legăturile sociale

La mulţi bătrâni singurătatea este o problemă majoră. Astăzi, mijloacele de informare inclusiv reţelele sociale au o influenţă din ce în ce mai mare şi un efect benefic în uşurarea singurătăţii la vârstnici.

Aş adăuga importanţa unei perspective pozitive asupra vieţii, evitarea stresului şi a emoţiilor negative.

Factorii dăunători sănătăţii

În afara celor trei factori de mai sus, este desigur foarte importantă evitarea factorilor dăunători ca fumatul, alcoolismul etc. Din păcate evitarea altor factori dăunători nu depinde de noi, ca de exemplu poluarea aerului, apei şi uneori, a alimentelor. De asemenea pot exista substanţe nocive în oricare dintre obiectele pe care le folosim zilnic (de exemplu plumb în vopsele vechi, azbest în construcţii vechi etc).

Mijloacele moderne de informare

Aceste mijloace au devenit o sursă de informație de o bogăție și promptitudine fără precedent. Astăzi putem accesa cu ușurință date pentru care în trecut pierdeam timp prețios în biblioteci. Pe de altă parte, internetul a devenit și o sursă periculoasă de dezinformare. Dacă un individ putea în trecut să convingă câțiva zeci de oameni de ideile lui paranoice, astăzi, prin mijloacele de informare modernă, poate să influențeze milioane. Pe aceste rețele se vehiculează multe idei exagerate, nefondate științific, unele bizare sau complet imaginare.

Expun mai jos două subiecte care provoacă reacții exagerate cu largă audiență în public.

Aditivii alimentari

Sunt substanțe adăugate în produsele alimentare pentru a conserva aroma sau a spori gustul și aspectul acestora. Unii aditivi sunt folosiți de secole. Odată cu apariția alimentelor procesate au fost introduși tot mai mulți aditivi, atât de origine naturală, cât și artificială.

- Acidul boric, utilizat pe scară largă drept conservant alimentar, s-a dovedit a fi toxic și în anul 1950 a fost interzisă folosirea lui. Astfel de cazuri au condus la o anumită neîncredere în aditivii alimentari.
- Prezența unor aditivi frecvent întâlniți în produsele alimentare pentru copii a dus la o creștere ușoară, dar semnificativă, a hiperactivității.
- O mică parte a aditivilor alimentari artificiali a fost incriminată că ar putea produce cancer, probleme digestive, afecțiuni neurologice, boli de inimă sau obezitate. Unele studii sunt încă în curs, dar desigur aceștia ar fi scoși din uz dacă s-ar găsi ceva obiectiv.
- Unii coloranți artificiali dovediți a fi cancerigeni la șoareci, iepuri, primate neumane pot avea efecte diferite la oameni din cauza diferențelor căilor metabolice. De exemplu zaharina s-a dovedit a fi cancerigenă la șobolani, dar ulterior s-a demonstrat că este patogenă doar la aceste animale, din cauza chimiei lor urinare unice și numai în cantități exagerate, „industriale"!
- Unii aditivi naturali pot produce reacții alergice la anumite persoane.

În Europa, pentru toți aditivii autorizați s-au atribuit numere unice, denumite „E-uri". Pentru a obține aprobarea unui nou aditiv alimentar, în UE se efectuează cinci ani de teste de siguranță, doi ani pentru evaluarea de către Autoritatea Europeană pentru Siguranța Alimentară și încă trei ani pentru aprobarea fiecărei țări din Uniunea Europeană.

După părerea mea, riscurile E-urilor sunt mult exagerate în rândul publicului. În schimb nu se acordă suficientă atenție efectului nefast al alimentelor rafinate ca zahărul și făina albă, care sunt larg utilizate.

Ideal poate ar fi să consumăm produse naturale, fără zahăr, fără făină albă, fără produse prelucrate industrial și fără E-uri, dar nu ne putem sustrage complet mediului în care trăim.

Plantele modificate genetic

Produsele modificate genetic se răspândesc tot mai mult, apar mereu produse noi și vrând, nevrând le consumăm, de multe ori fără să fim conștienți. De asemenea cred că teama publicului față de aceste produse este exagerată.

Există grupuri de oponenți cu un mare impact la public, care susțin că riscurile pentru sănătate, pe termen lung, nu au fost evaluate în mod adecvat și propun teste suplimentare, etichetarea sau scoaterea de pe piață a acestor produse.

Există un consens științific general că produsele alimentare din culturile modificate genetic nu sunt mai riscante pentru sănătatea umană decât alimentele convenționale, dar trebuie să fie testate.

Nu au fost documentate efecte adverse asupra sănătății în populația umană, dar tehnica este nouă și cercetarea legată de siguranța acesteia continuă. Teste suplimentare pot fi necesare pentru a satisface preocupările față de toxicitatea potențială, alergenitate, transferul posibil de gene la om sau la alte organisme.

Medicina modernă

Există un progres tehnologic accelerat și impresionant dar, pe de altă parte, există un regres în alte privințe, mai ales în ceea ce privește relația medic – pacient. Dacă în copilăria mea majoritatea medicilor își practica profesia cu dăruire și plăcere, iar majoritatea pacienților stima și aprecia munca medicului, astăzi mulți pacienți și medici sunt nemulțumiți.

Progresul

Progresul tehnologic a avut și are un impact extraordinar asupra medicinii. Numeroase afecțiuni în care medicina clasică era ineficientă sau neputincioasă și care decimau populația, pot fi astăzi prevenite, diagnosticate, tratate și o parte chiar vindecate.

În schimb, odată cu prelungirea vieții, populația acumulează boli cronice. Crește sedentarismul, se produc alimente rafinate bogate în calorii și sărăcite în fibre și alți factori nutritivi importanți; au apărut "bolile civilizației": obezitatea, diabetul zaharat, creșterea prevalenței bolilor vasculare și a cancerului.

Numărul publicațiilor științifice crește într-un ritm vertiginos. Apar metode de investigație inovatoare și avansate, iar arsenalul terapeutic se îmbogățește într-un ritm fără precedent. Dacă în urmă cu 100 de ani era tabu să te atingi cu bisturiul de inimă, astăzi se fac operații pe cord deschis, care erau de neconceput.

Internetul a devenit o sursă eficientă de informație medicală pentru medic dar și pentru pacient, care poate primi informații prețioase în legătură cu afecțiunile de care suferă („Dr. Google").

Acest progres fără precedent al medicinii a contribuit în mod substanțial la prelungirea speranței de viață. Amintesc doar impactul enorm pe care îl vor avea în viitor aplicațiile medicale ale geneticii.

Înainte vreme mulți oameni mureau nediagnosticați sau diagnosticați tardiv și în lipsa unui tratament eficient. Un exemplu personal dureros este cazul socrului meu, învățător pensionar. Inițial i-a apărut o schimbare în rutina ieșirilor la toaletă. Scaunele au devenit diareice și această schimbare a persistat de-a lungul timpului.

Internându-se la secția de gastroenterologie, s-a efectuat o irigografie cu sulfat de bariu și s-a evidențiat o iregularitate bizară a mucoasei colonului sigmoid. L-am dus la unul dintre cei mai renumiți chirurgi din București care, după ce s-a uitat la radiografii, s-a hotărât să-l opereze.

Ieșind din sala de operație, chirurgul mi-a spus:
— Să știi că l-am deschis, i-am palpat colonul centimetru cu centimetru și nu am găsit nimic! Cum să-i fac hemicolectomie, ca apoi să se dovedească că am extirpat un colon sănătos?

După ce și-a revenit din această operație de prisos, scaunele diareice au continuat, în anii următori internându-se de încă două ori la gastroenterologie. Încrederea medicilor în infailibilitatea renumitului chirurg era așa de mare încât au ignorat rugămintea mea de a nu elimina totuși posibilitatea existenței unui cancer de colon.

După ultima externare au apărut semne de ocluzie intestinală. Fiind internat și operat de urgență, s-a descoperit cancer de colon metastatic. Observația doctoriței oncoloage care a continuat tratamentul mi s-a părut foarte pertinentă:
— Prima dată l-au operat prea devreme, iar a doua oară, prea târziu. A decedat la vârsta de 72 ani.

Pe vremea aceea metoda colonoscopiei încă nu ajunsese în România. Nu se poate compara metoda grosolană de palpare intraoperatorie a colonului cu finețea imaginii colonoscopice, această metodă permițând și extirparea unor polipi în cursul examinării. Dacă socrul meu ar fi fost examinat colonoscopic și operat în timp util, ar fi trăit încă mulți ani, fiind robust și altfel, complet sănătos.

Regresul relației medic - pacient

1. Situația pacientului

Unii medici aglomerați cu multe consultații și obligați să consemneze totul în calculator, devin „funcționari sanitari". Pacientul este nemulțumit fiindcă medicul nu l-a examinat complet (sau deloc) și nu a luat în considerare toate problemele sale.

Convorbirea sumară și lipsa „consolării" duc la dispariția încrederii pacientului în medic și, uneori, în recomandările făcute. Să nu uităm că aproximativ 30-40% dintre pacienți sunt placebo pozitivi, starea lor ameliorându-se dacă ar avea încredere în terapeut și în tratament.

Unii pacienți se documentează pe internet în legătură cu afecțiunile lor, câteodată cu informație corectă, alteori cu informație nedovedită sau chiar falsă.

Mulți pacienți vor căuta „consolare" în medicina neconvențională, unde terapeuți plini de empatie câștigă încrederea pacienților. Și aceste tratamente vor ajuta simptomatic în cel puțin 30% din cazuri (efectul placebo)!

Neglijarea medicinii clasice. Anamneza sumară, examenul fizic incomplet, gândirea clinică superficială duc la nediagnosticarea unor condiții medicale.

Polipragmazia. Prescrierea nejustificată a unui mare număr de medicamente, uneori în doze exagerate, unele nepotrivite bolnavului, pot să ducă la efecte secundare și creșterea costului tratamentului.

Mai amintesc prescrierea unor investigații care nu sunt necesare și amânarea îndelungată a unor examinări din cauza aglomerării programărilor.

În România se întâlnește și plata neoficială a medicului (acesta uneori condiționând tratamentul de plată).

2. Situația medicului

Majoritatea medicilor sunt supraaglomerați.

Introducerea computerizării are mari avantaje, dar este și un factor de distragere a atenției medicilor de la pacient. Înregistrarea și citirea datelor medicale poate să ia mult timp, iar munca pe computer poate fi dificilă pentru medicii mai vârstnici.

În urma creșterii enorme a noutăților din literatura medicală, medicul are nevoie de mai mult timp pentru a le citi și asimila.

Marile firme produc zeci si sute de medicamente noi. Agenții acestor firme exercită presiune asupra medicilor pentru a-i convinge de eficiența lor. Pentru a le prescrie, uneori firmele oferă cadouri medicilor.

Libertatea de acțiune a medicului este îngrădită în multe aspecte de regulamentele autorităților sanitare.

În lumea apuseană, numărul de procese intentate medicilor pentru malpraxis este în continuă creștere. Această creștere a dus la prescrierea de multe investigații inutile pentru a fi „acoperiți în caz de proces" (defensive medicine). A apărut o întreagă „industrie" cu avocați specializați în acest domeniu, care așteaptă pacienții în spitale, întrebând dacă au vreo reclamație. Acești avocați își oferă serviciile inițial gratuit, onorariul lor reprezentând o parte substanțială a eventualelor despăgubiri obținute.

Creșterea continuă a numărului de procese de malpraxis a dus la creșterea enormă a prețului asigurării practicii medicale mai ales în SUA și, implicit, la costul asistenței medicale. De exemplu, în obstetrică-ginecologie asigurarea poate să coste sute de mii de dolari anual, costul fiind suportat pană la urmă tot de pacienți, prin creșterea prețului asistenței medicale.

Medicul este pus în fața dilemei de a prescrie investigații și tratamente scumpe care sunt greu de obținut în sistemul public de sănătate sau pot fi peste limita posibilităților financiare ale pacientului în sistemul privat.

Mulți medici își exprimă nemulțumirea față de condițiile profesării medicinii. Majoritatea medicilor generaliști din SUA nu sunt satisfăcuți.

Sistemul medical din România

- Speranța de viață de 75 de ani (71,4 la bărbați și 78,8 la femei) era pe locul 64 din lume în 2015 (*World Health Organization, ROMANIA: LIFE EXPECTANCY, 2015*)
- Sistemul sanitar este dezorganizat și ineficient, cu alocație bugetară insuficientă.
- Multe spitale sunt deteriorate, cu echipament învechit, iar personalul medical este prost plătit, încurajând mita.
- Scumpirea enormă a investigațiilor moderne și a medicamentelor a dus la o participare financiară crescândă a populației la asistența medicală. Aceasta a dus la creșterea inegalității, cei fără o condiție materială bună trebuind să renunțe la o parte din posibilitățile medicinii moderne.
- Există o pregătire inegală a medicilor și a personalului medical.

ÎN ISRAEL

- Speranța de viață în 2015 este pe locul 8 din lume, respectiv 82,5 ani (80,6 la bărbați și 84,3 la femei). *(World Health Organization, ISRAEL: LIFE EXPECTANCY, 2015)*
- Examenele pentru obținerea titlului de medic și de specialist sunt deosebit de severe, nivelul profesional mediu al medicilor fiind destul de înalt.
- Dacă în anii '80 diploma românească de medic era recunoscută, astăzi absolvenții facultăților românești de medicină trebuie să susțină un examen scris în ivrit și un examen practic în fața bolnavului.
- Spitalele sunt bine întreținute, echipamentul este modern, personalul medical fiind bine plătit.

De exemplu, spitalul Rambam din Haifa (pe care l-am ilustrat anterior la pag. 62) a fost modernizat și s-a extins într-un întreg complex medical care deocamdată include un spital de copii și un centru oncologic:

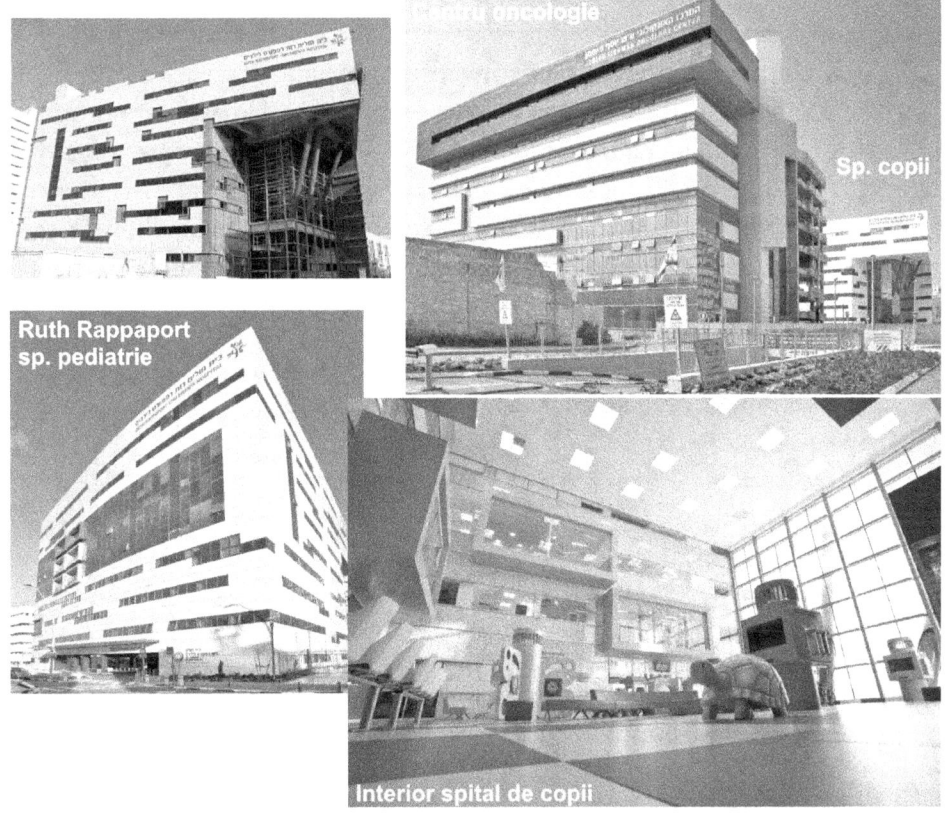

Cu toate acestea, sunt și aici probleme serioase cu organizarea asistenței sanitare:
- Există un număr deficitar de medici și mai ales de surori, iar numărul de locuitori raportat la un pat de spital este cel mai mare din lumea apuseană. Aceasta duce la o aglomerare inacceptabilă a spitalelor, mai ales iarna.
- Există și aici tendința unor medici de familie de a deveni „funcționari sanitari".
- Policlinicile nu sunt aglomerate, iar cazurile care nu sunt urgențe se pot programa cu ușurință prin telefon sau internet. Conform programării însă, pacientul va fi examinat peste zile, săptămâni sau chiar luni. Din păcate, aceste termene lungi fac ca în unele afecțiuni examinarea să devină irelevantă, iar o parte din pacienți se vor adresa medicinii particulare.
- Contribuția populației la costurile asistenței medicale este și aici în creștere

MEDICINA ALTERNATIVĂ

Unii susțin că tratamentele neconvenționale sau alternative nu fac parte din medicină deoarece aceasta ar trebui să se bazeze pe metode științifice. Însă, în urma regresului medicinii clasice despre care am vorbit mai devreme, metodele neconvenționale au luat un avânt deosebit. Foarte mulți pacienți cu probleme medicale neameliorate și „neconsolați" de către medicul lor se adresează medicinii alternative în căutarea empatiei și a unor metode de tratament deosebite.

Lumea metodelor neconvenționale este eterogenă:
- Există domenii care se bazează pe metode empirice, pe când altele par fanteziste.
- Printre terapeuți există medici, dar și persoane fără niciun fel de studii medicale.
- Majoritatea terapeuților sunt convinși de eficacitatea metodelor aplicate, dar există și șarlatani.

Trăsătura comună a acestor metode este că nu se bazează pe cercetări științifice acceptate de medicina convențională. Dacă atât terapeutul, cât și bolnavul sunt însă convinși de eficiența tratamentului, șansele de ameliorare prin efectul placebo în unele afecțiuni sunt de 30-40%. Vechiul aforism „*Orice tratament ajută!*" se adeverește. Nu pot să neg și o oarecare eficiență terapeutică, în afara efectului placebo, al unora dintre proceduri.

Deși nu am avut niciun caz care să-mi fi cerut acest lucru, nu m-aș fi opus dorinței pacientului de a se adresa medicinii alternative, dar **numai după epuizarea sau în paralel cu tratamentul convențional.** În schimb, am văzut câteva cazuri în care pacientul s-a adresat metodelor alternative deși avea o boală tratabilă cu metodele convenționale, având ca rezultat agravarea severă a bolii.

Prelungirea artificială a vieții

Se vorbește despre „dezumanizarea" medicinii moderne. După părerea mea și prelungirea artificială a unei vieți lipsite de calitate intră în această categorie.

Am fost chemat odată la directorul instituției, care mi-a spus că vrea să înființeze o secție de geriatrie pentru respirați artificial cronici și mi-a propus să fiu responsabilul secției. L-am refuzat! Este vorba de pacienți care practic vor fi respirați artificial până la sfârșitul vieții. Mulți sunt inconștienți și hrăniți artificial printr-un tub înserat prin peretele abdominal în stomac (gastrostomie). La aceștia se mențin funcțiile fiziologice vitale, dar nu se poate spune că trăiesc!

După pensionarea mea s-au înființat două secții unde sunt respirați 70 de pacienți, transferați din spitalele din jur. Odată începută, respirația artificială nu mai poate fi întreruptă nici la cererea familiei. Intervin probleme legislative și percepte religioase.

Mulți cetățeni dau declarație notarială în avans prin care cer să nu fie respirați artificial sau hrăniți prin gastrostomă. Nici măcar aceasta nu garantează îndeplinirea dorinței lor! Se poate întâmpla ca respirația artificială să fie începută din cauza unei afecțiuni acute care pare inițial reversibilă, apoi aceasta nemaiputând fi întreruptă.

Cred că viața merită trăită atâta vreme cât are o oarecare calitate. După epuizarea tuturor mijloacelor rezonabile, când „sosește sorocul", trebuie să-l acceptăm.

Medicina și dispariția civilizației apusene

Pentru prima dată în istorie se pare că medicina a creat instrumentul care va duce la dispariția propriei civilizații.

Scurtă istorie a vieții pe Pământ

Dovezile din biologia moleculară susțin teoria că toată viața de pe Pământ are o singură origine. Astfel, plantele și animalele au strămoși comuni. Cele mai vechi fosile s-au găsit în Australia și mai recent în Canada: cianobacterii într-o rocă de 3,5 miliarde ani și alte microorganisme vechi de 4,1 miliarde ani.

De-a lungul evoluției, prin variabilitatea genetică au apărut forme noi de viață, dintre care au supraviețuit doar cele adaptate la mediul înconjurător aflat în continuă schimbare. Astfel s-au format specii și linii evolutive noi care au ocupat fiecare nișă de pe globul pământesc unde viața este posibilă.

Desigur, o condiție primară pentru supraviețuirea oricărei specii este înmulțirea. Înmulțirea sexuată, asigurând o mai mare variabilitate genetică, este mai avantajoasă pentru supraviețuirea speciei și pentru evoluție. Astfel, selecția naturală a dus la un puternic instinct de împreunare a sexelor.

La om instinctul de atracție sexuală poate avea și o emanație superioară: iubirea! Atracția sexuală și iubirea, aceste mari „capcane" ale naturii, au o finalitate precisă: aducerea pe lume a descendenților. Astfel se poate asigura supraviețuirea speciei.

De-a lungul erelor, speciile care nu au putut să se adapteze la condițiile schimbătoare de mediu și nu au putut ține pasul prin înmulțire cu numărul celor care piereau, au dispărut. O parte din acestea s-au păstrat în fosile. Prin evoluție apar mereu specii noi care le devansează pe cele vechi. Fiecare specie are astfel o perioadă de înflorire, ajunge la vârful răspândirii, apoi decade și piere.

La fel și popoarele și civilizațiile umane. Fiecare civilizație are o perioadă de înflorire, vârf, apoi decădere și pieire. Caldeenii, asirienii, sciții și multe alte popoare nu mai există. Civilizațiile antice egipteană, greacă și romană au dispărut!

Revoluția științifico-tehnică

În ultimele două secole are loc o revoluție științifico-tehnică ce a cunoscut o dezvoltare exponențială. Într-o perioadă istorică foarte scurtă au loc schimbări profunde în viața individului și a societății. Această revoluție s-a produs inițial în țările Europei, SUA, Canada, Japonia.

Dacă în trecut majoritatea populației se ocupa de agricultură, astăzi în Europa apuseană numai câteva procente mai sunt fermieri. Are loc o urbanizare și o creștere fără precedent a afluenței. Apar mașini și aparate nemaivăzute iar, în ultima vreme, are loc explozia tehnicii informaționale.

Bunăstarea economică a populației și progresul extraordinar al medicinii duc la creșterea expectanței de viață dar și la creșterea morbidității cronice și menținerea în viață a unor persoane în mod artificial.

Școlarizarea devine practic universală, cu prelungirea copilăriei și amânarea căsătoriei. Prin acumularea extraordinară a informației, studiile devin tot mai laborioase, apar tot mai multe specialități și subspecialități.

Pentru prima dată în istorie, dorința de a amâna conceperea și nașterea copiilor devine un fenomen de masă, plăcerea sexuală fiind disociată în mod artificial de procreare. Multe femei lucrează în afara gospodăriei. Oamenii vor să-și termine studiile, să urmeze o carieră, să-și cumpere casă, mașină, aparate casnice. Alții vor și obiecte de lux, excursii etc, ,,cum au vecinii". Vorba aceea: ,,Bani poți câștiga mulți, dar destui niciodată!" Unii amână conceperea copiilor până când devine imposibilă, alții nu vor copii deloc.

Totuși copiii se nășteau, neexistând metode anticoncepționale foarte eficiente. Din sute de contacte sexuale ale unei perechi, e suficient ca din când în când să se producă fecundarea nedorită. Totul se schimbă însă în anii '60 ai secolului trecut, când apare pilula anticoncepțională, cea mai eficientă metodă de a preveni sarcina.

Pilula anticoncepțională... începutul sfârșitului!

Omenirea a reușit să se eschiveze de la una din legile implacabile ale naturii, care guvernează lumea vie de miliarde de ani. La început pilula a fost propusă pentru scăderea natalității în lumea a treia, dar nu a fost acceptată în aceste țări. În schimb a fost folosită pe scară tot mai largă de femeile din țările avansate. Utilizarea acesteia s-a extins cu repeziciune, ducând la o scădere a natalității în țările industrializate, în timp ce în lumea a treia creșterea populației a explodat.

Pilula contraceptivă a devenit instrumentul unor modificări demografice profunde care afectează toate țările industrializate, inclusiv China și restul Orientului Îndepărtat. Studiile demografice arată că în multe dintre aceste țări natalitatea a scăzut la un nivel ireversibil, revenirea la o creștere a populației nemaifiind posibilă.

În țările avansate, cu mortalitate scăzută, rata fertilității (numărul mediu de copii la o femeie) ar trebui să fie în jur de 2,1 pentru ca populația să rămână stabilă (*rata de înlocuire*). În vasta majoritate a țărilor avansate însă, fertilitatea a scăzut mult sub acest nivel. De exemplu în Uniunea Europeană (UE-27) rata fertilității era 1,59 în 2009, iar în unele foste Republici URSS, între 1,5 și 1,8 (în 2015). (*Wikipedia - Total Fertility Rate, 2016*)

Acest proces duce la declinul populației, în țările avansate „vidul" fiind umplut de imigranți din țări mai puțin avansate. Astfel, de exemplu, în anii '70 erau aproximativ 200.000 de musulmani în Marea Britanie. Numărul lor s-a dublat în fiecare deceniu (din cauza imigrării dar parțial și a fertilității crescute), aceștia ajungând în 2015 la 3,2 milioane, pe când populația autohtonă este în scădere. (*Andrew Harrod, 2016*).

În SUA rata fertilității este ceva mai mare: 1,9 (populația cuprinde mai mulți imigranți, care au în general o fertilitate mai mare), dar rămâne tot sub rata de înlocuire.

În România rata fertilității s-a prăbușit de la 2,2 în 1989 la 1,3 în 1995, rămânând neschimbată apoi până în 2010. Într-un sondaj, 70% dintre cuplurile din România au declarat că nu își doresc copii! Astfel, populația României scade nu numai din cauza emigrării masive spre Vest și a mortalității mai mari decât în Occident, ci și prin implozia nașterilor, anual decesele fiind mai numeroase decât nașterile. Potrivit Institutului Național de Statistică, la o rată de fertilitate de 1,5, populația României va continua să scadă, ajungând la 14 milioane în 2050 (Institutul Național De Statistică, 2012)

În Israel, care are o populație eterogenă de 75% evrei, 21% arabi (din care 16% sunt musulmani, 2% creștini, 2% druzi) și multe alte minorități, rata este neobișnuit de mare pentru o țară avansată, fiind după surse diferite între 2,6-3,0 la evrei (atingând chiar și 8,0 în anume subcategorii de ultra-religioși) și 3,4 la musulmani (CIA: The World Factbook - TOTAL FERTILITY RATE, 2014).

Și vârsta mai înaintată a mamelor este un factor care contribuie la scăderea populației din țările avansate, ciclul generațiilor fiind mai rapid în culturile mai puțin industrializate. O problemă conexă este creșterea proporției vârstnicilor în populație, care devin astfel o povară tot mai mare pe umerii populației active și a sistemului de pensii / asigurare socială.

Este pentru prima dată în istorie când, dacă nu va interveni ceva neprevăzut, o descoperire medicală va duce la dispariția unui mare număr de popoare și civilizații într-o scurtă perioadă istorică!

Într-un context mai larg, de fapt progresul duce la autodistrugerea popoarelor care îl promovează. S-ar putea spune că și în acest caz egoismul individului contravine interesului colectivității și al poporului respectiv.

Mai există o ipoteză istorică despre dispariția unei civilizații din cauza progresului. Este vorba despre intoxicația cronică a populației din Roma antică, dată de folosirea țevilor din plumb în rețeaua de apă potabilă. Dar în zilele noastre, pilula anticoncepțională este atât de eficientă încât sfârșitul pare inexorabil.

Notă bibliografică: *în afară de arhiva personală, am folosit pentru documentare surse precum Wikipedia, articole istorice și medicale, paginile spitalelor și alte pagini internet; din lipsa spațiului nu le menționez pe toate.*

Epilog

Cred că am avut un mare noroc că am ajuns să lucrez în geriatrie și nu într-o secție de medicină internă a unui spital. Dacă în urmă cu decenii medicina internă era „regina spitalului", astăzi a ajuns „coșul de gunoi". Secțiile aglomerate de medicină internă primesc tot ceea ce este refuzat de secțiile de specialitate, inclusiv un număr mare de bătrâni, unii cu tulburări funcționale, care primesc de multe ori o îngrijire geriatrică inadecvată.

Pe această „insulă liniștită" a Centrului Geriatric din Pardes Hanna, departe de iureșul marilor spitale, am reușit să îmbin practica medicală, activitatea didactică și cercetarea științifică, fără să neglijez practicarea medicinii clasice alături de cea modernă.

Geriatrul practică o medicină holistică, cuprinzând toate problemele bătrânului, nu numai aspectele strict medicale. În timp ce specialistul se concentrează în profunzime într-un domeniu îngust și uită în mare măsură celelalte domenii învățate în timpul studenției, geriatrul trebuie să continue să-și lărgească cunoștințele în mai toate domeniile. Colaborând în cadrul echipei multidisciplinare și cerând sfatul specialiștilor, geriatrul stabilește priorităție, devenind astfel „dirijorul unei orchestre", în care fiecare membru își aduce o contribuție valoroasă. Respectând activitatea fiecărui membru al acestui personal medical extins, am avut relații foarte plăcute cu toți.

Empatia și răbdarea arătată pacienților este foarte importantă, bătrânii și familiile lor fiind deosebit de recunoscători. Aparținând tipului căruia îi place să „rezolve probleme", am avut mari satisfacții când, printr-un efort comun, reușeam să ușurăm suferința și să îmbunătățim viața pacienților bătrâni. Lucrând în mai multe locuri, am avut ocazia să cunosc asistența dată bătrânilor în medii diferite.

Practicarea medicinii a constituit un drum permanent ascendent, cu acumulare de experiență și cunoștințe până la pensionare. Povestirea amintirilor si transmiterea concluziilor la care am ajuns de-a lungul acestui drum îmi fac o deosebită plăcere acum, la mulți ani după încheierea activităților mele medicale.

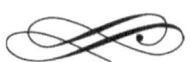

Index

Alexandrescu 24
Alinescu 44
Anton 46
Arnold 94

Babeș 104
Balș 42
Baram 40
Benetato 20, 30
Boici 114
Brückner 33

Carli 92
Carp 39
Căruntu 43
Cocora 8, 9, 12, 13
Conu 38
Crișan 23

Dăncescu 50
Danielopolu 104
Danon 78
Dumitrache 35

Elroy 62, 67
Elyakim 65

Gherasim 45
Goia 22

Hall 72
Harth 54, 56, 74, 75

Lăzărescu 44
Leau 24
Lupu 31
Luștrea 14, 24

Manta 21
Meiu 100
Mezincescu 30

Nanu-Mușcel 104
Nelu 93, 97
Nusbacher 14, 17

Osman 45

Papilian 20
Păun 43, 46, 48, 49, 67, 113
Păunescu 32
Popescu 33
Preda 23
Pușcaș 49

Rainer 30
Riga 30
Russu 19

Șteblea 8, 10

Stoica 48
Stroescu 32

Teitel 31

Țițeica 44

Wexler 99

Despre „Amintiri din România Socialistă"

„*Amintiri din România socialistă: de la înflorire la faliment*", prima carte a medicului Rafael-Ștefănescu a apărut la Arad în 2005, apoi pe AmintiriDinRomania.com (2007) și pe Amazon în 2010. A avut parte de reacții entuziaste, fiind cel mai vândut e-book în română pe Amazon pentru o perioadă apreciabilă și printre cele mai populare pe iTunes, apărând apoi și pe Google Books/Play. Vânzările au depășit 2.000 exemplare și continuă într-un ritm de 25-30/lună.

Cartea ne introduce în atmosfera vieții din România socialistă, scriitorul depănându-și amintirile din perioada războiului, a ocupației sovietice, a instaurării și consolidării regimului comunist, până la prăbușirea dictaturii. Evenimentele istorice și personale se contopesc în vâltoarea vieții, aruncându-l pe autor în cele mai neașteptate situații. Un scurt rezumat istoric completează fiecare capitol.

Lectura este recomandată celor care au trăit „Epoca de Aur", dar și mai mult generațiilor de după '89. Ultima ediție (2018) este revizuită și adăugită cu documente desecretizate de CNSAS.

Recenzii /comentarii:

Cartea d-lui Rafael-Ștefănescu se citește lejer datorită capacității ei de a captiva prin sinceritate, a clarității expunerii și a documentării care completează fluxul amintirilor proprii, apropiind-o de ceea ce numim istorie. Pigmentarea cu bancurile vremii aduce un plus de atracție și plasticitate.

Pentru mine lectura a avut și "sonor". Când am citit despre întâmplările din vremea războiului, am reauzit explozii de bombe și zuruitul avioanelor, bubuitul antiaerienelor, pe care nu le-am uitat. Când a fost vorba de deportări mi-am amintit de cunoștințele și rudele duse în Rusia la muncă forțată, unde unii și-au lăsat oasele.

"Muncile agricole" mi-au amintit prima deplasare la cules de porumb de la Baciu-Cluj, când tehnicianul mi-a șoptit: Dacă nu-l culegeți d-voastră, aici va putrezi (era în 1962, anul încheierii colectivizării) și al multelor ieşiri la câmp de mai târziu cu elevii. Apoi am revăzut lungul şir de lipsuri, nesfârşitele cozi, am retrăit teamă de a vorbi, chiar de a concepe scrisori, etc.

Aşadar, eu am citit cartea pe nerăsuflate. Mă întreb însă cum reacţionează cei mai tineri. Pot ei înţelege grozăvia regimului comunist, ce se lăuda că este în serviciul ţării şi poporului?

Hugo Hauptmann, Revista Presei Arădene, 12 ian. 2006

Am găsit cartea pe Amazon (în timp ce căutam cu totul altceva) şi am luat-o fiindcă mi-a plăcut atât ilustraţia de pe copertă cât şi prezentarea, iar scurta descriere m-a convins s-o citesc.

Povestea începe la finalul celui de-al doilea război mondial şi cuprinde o serie de amănunte istorice introductive, însă este o veritabilă poveste de viaţă. Familia doctorului Gheorghe Rafael Ştefănescu era una privilegiată în perioadă interbelică, o familie de intelectuali burghezi care ajung să fie persecutaţi, deposedaţi de orice tip de proprietate şi supuşi oprobiului public de către noul regim.

Majoritatea experienţelor relatate în carte, în interacţiunea dintre autor şi regimul comunist par mai degrabă de domeniul ridicolului şi coroborate cu menţiunile suplimentare pe subiect par mai degrabă demne de un roman distopic decât de o realitate cruntă. Totuşi ele descriu cu lux de amănunte o serie de lucruri pe care noul regim nu s-a grăbit să le introducă în cărţile de istorie.

În definitiv „Amintiri din România socialistă" reprezintă o lectură la fel de uşoară precum „Amintiri din copilărie" ale lui Ion Creangă, doar că spre deosebire de Creangă, doctorul Ştefănescu relatează o adevărată dramă şi nu o comedie a copilăriei şi tinereţii sale.

Este o carte pe care consider că trebuie s-o citească fiecare generaţie nouă înainte ca noi, cei născuţi în comunism şi imediat după, să putem avea de la ea pretenţia de a nu repeta greşelile trecutului. Noi am moştenit un stigmat de care ei trebuie să se lepede cu orice preţ.

Mălin, PodulMinciunilor.ro, 14 aprilie 2017

Cinci stele! [...] o autobiografie captivantă. Mulţumesc.

Cuculescu, itunes GB

Am citit-o dintr-o suflare! Prima mea ebook citită pe Samsung Android Tablet! O recomand! De admirat perseverența acestui om!

V.W., Kindle

Traseul existenței medicului arădean a fost plin de obstacole, căci tânărul provine dintr-o familie de intelectuali înstăriți și s-a întâmplat ca venirea lui pe lume să coincidă cu venirea comunismului în România. A avut deci parte de tot tratamentul care i se aplică unui „dușman al poporului".

Ce s-a întâmplat însă cu sutele de mii de prigoniți care nu au avut forța sufletească impresionantă și tăria de caracter al acestui om?

Vasile Sărăndan, „O autobiografie neromanțată"
Adevărul (Arad), 15 oct. 2005

Excelentă carte! După citirea primelor câteva capitole, realizez ca am descoperit o comoară istorică în această carte! Cu toate că descrie evenimente începând cu anii 1944, eu ca cititor născut în anii '80 descopăr că mă pot asocia cu multe din povestirile acestea! Oriunde ai fi pe pământ, vei iubi cartea aceasta care descrie într-un mod direct și simplu viața părinților, bunicilor și strămoșilor noștri. Mulțumesc scriitorului și redacției care a pus aceasta comoară pe iTunes!!! Please don't forget to post an English version of this amazing book! :)

Andrei M., itunes US

Carte necesară și sinceră; trebuie să fie mărturie veșnică pentru cei care cred cu bunăvoință că socialismul sau comunismul ca și structură socială poate fi o alternativă viabilă... Très utile!

Varolomei, itunes FR

O carte interesantă, care îmi amintește de România ceaușistă. Am trăit și eu anii '80 în București și cam așa a fost.

Cristian B, NJ USA, itunes US

Cinci stele. O carte bună, ușor de înțeles, face legături [accesibile] cu trecutul.

Khalid Labadi, Scribd

Emoționant...

Don Franci, itunes IT

Cinci stele. Foarte interesantă cartea. Într-un fel mă bucur că nu am trăit în acea vreme.   **TheG18, Google Play**

Es stimmt / Este adevărat. Cine a trăit timpurile acelea înţelege perfect cartea; se citeşte usor; o recomand tuturor celor care au uitat de unde au plecat. Cinci stele!   **Renate von Bohn, Amazon.de**

Mulţumesc pentru această carte bine scrisă, evocatoare de evenimente şi trăiri autentice. Pentru mine, care fac parte din generaţia dvs., a fost o delectare să constat că felul meu de a gândi şi acţiona găseşte o confirmare şi în cartea dvs. Felicitări!
A. Millea (fost prof. univ.), e-mail 4 feb. 2014

Articol ziar: Amintirile din România socialistă ale doctorului Rafael Ştefănescu: „Din cauza aspectelor negative ale sistemului am devenit un anti-comunist convins".
Dănuţ Zuzeac, Adevarul.ro, 14 iun. 2017

Tocmai ce am lecturat cartea dvs. şi ţin să vă spun că mi-a plăcut mult, deşi aţi fost destul de blând la adresa comunismului! Sunt medic rezident urolog şi am început să citesc mai multe cărţi care abordează subiectul dvs. tocmai din motivul de a înţelege viitorul ţării uitându-mă înapoi la trecut. Mi-a făcut plăcere lectura, mi-a mai clarificat nişte aspecte legate în special de dezastrul economic intrinsec în care ne-am aflat încă din 1990 şi în care suntem şi acum. Vă doresc multă sănătate şi tot ce vă doriţi!   **Dr. Şerban G., e-mail aug. 2013**

Cartea are fără îndoială valoare documentară şi e bine că autorul a aşternut-o pe hârtie. Good book, I recommend it to everyone!
L.M.H., Kindle

„Amintiri din România socialistă" - comentarii în alte limbi

Un livre qui parle de la vie sous le communisme en Roumanie. C'est la vie d'un médecin qui a réussi à obtenir son diplome malgré toutes les tracasseries qu'on lui a imposées à lui et à sa famille. Super!

Ifhatem, Amazon.fr

5 stars, excellent book.   **Peter Jacob, Amazon.ca**

Nice book. I enjoyed it; five stars!   **Enghelman, itunes GB**

This book is set apart for several reasons: its author, a native of Transylvania, witnessed the harshest period of class-warfare and discrimination, during the early years of Communist grip on Romania. The style is without any frills, in a direct, journalistic manner, without any ambition or pretense of literary value. It is a rather matter-of-fact, bare-bones diary of what life was like under the sordid years of Romanian communism.

In spite of such backdrop, this is not, by any means, a sad account, on the contrary it has its black humour, although the period described is redolent of the darkest years of dictatorship. The author presents a bland, stenographic sequence of the drab, and dour life behind the Iron Curtain, during the post-war experiment with Marxist ideology.

Such account represents a worthwhile reminder of times experienced not such a long time ago, especially that the current Romanian-controlled amnesia tries to airbrush the recent past from the public psyche. Worth reading as a testimony, especially as an antidote to the pre-programmed loss of memory in present-day Romania!

Constantin Roman, Amazon.co.uk

[The book] helped me understand what happened before Ceausescu came to power and made me relive all the years of hardship that we had endured under his "brilliant leadership". Wish it was written in English so my American husband and children could read it and understand a little bit.   **Irinel Finco, Goodreads**

„AMINTIRI DIN ROMÂNIA SOCIALISTĂ" ÎN ARTICOLE:

- *Boștină Doina Laura*: „Învățământul românesc în perioada comunistă", Masterat în Studii Culturale Românești în Context European, Domeniul limbă și literatură, Facultatea de litere și științe, Universitatea petrol-gaze din Ploiești, 2012
- *Călini Vladimir*: „Funcționarea școlii în perioada de tranziție", 2012
- *Elisabeta Pop*, M.A.: Sex Before and After the Fall of Socialism, Anthropology and Global Studies programs: Post-Socialist Modernity, The New School in New York, Mar. 2011
- *Elena Dragomir*, University of Helsinki: Perceptions of Social Security in Communist Romania, *Zeithistorische Forschungen - Studies In Contemporary History*, Feb. 2010, 203-219
- *Mihaela Grancea*: Fabrica de mituri - cum se transforma în credit politico-istoric moartea Liderului; Fundația Culturală Română, *Cultura* nr:179 / 26 iun. 2008
- *Rita Fóris-Ferencz*: Tradition als belastendes Erbe und Produktives „Vorurteil": Die Situation des Unterrichtswesens und der Pädagogik in Rumänien während der Diktatur Tradition – A Heavy Heritage and a Fertile 'Prejudice': The Conditions of Education and Pedagogy in Rumania in the Time of the Past Dictatorship, European Journal of Mental Health, Dec. 2008.
- *Grancea, Mihaela*: Moartea comunistă în România; *Studia Politica: Romanian Political Science Rev.* 8 (2008), 2, pp. 267-293
- *Mihaela Grancea*: Reprezentări ale morții în România epocii comuniste: Trei studii de antropologie funerară, Casa Cărții de Știință Cluj Napoca, 2007, pag. 52, ISBN: 978-973-686-934-1

Sunteți deci invitat pe: **AmintiriDinRomania.com, bit.ly/e-carti, bit.ly/autor-amz**, **Amazon,** **iTunes,** **Google** **Books/Play, Scribd**...

Despre Autor

Carol întâmpină de mic greutăți și are parte de cele mai neașteptate situații: rămâne orfan de tată la patru ani, familia este persecutată de regimul comunist, copilul este despărțit de mamă în clasele elementare și rămâne la internatul satului. Urmează deportarea cu domiciliu obligatoriu la Aiud, angajarea în fabrică de la 14 ani și absolvirea liceului la fără frecvență.

Tânărul este exmatriculat în anul trei de la Facultatea de Medicină din Cluj din cauza „situației economico-sociale a părinților". Se angajează ca fochist, muncitor necalificat, termină și Școala Sanitară din Arad, apoi, asemenea unui Sisif modern, reîncepe studiile la Facultatea de Medicină din București, din anul întâi.

Când avansarea profesională îi este blocată din nou de Partid, după absolvirea facultății, specializarea și cinci ani ca asistent universitar, hotărăște să evadeze din acest castel kafkian.

Ajuns cu familia în Israel (după cinci refuzuri ale statului român și intervenții în Congresul American), se adaptează la traiul complet diferit din țara adoptivă. Aici trece din nou examenul de specialist în interne, apoi în geriatrie, ulterior devenind șef de secție. Practică medicina cu plăcere până la pensionare, apoi găsește alte preocupări: botanică, călătorii despre care scrie pe blog (xcursii.blogspot.com), sudoku, înot etc. Soarele mediteranean îl bronzează în timp ce lucrează zilnic îngrijind cei câțiva pomi exotici, grădina cu legume, flori și viță de vie.

Prima sa carte, **„Amintiri din România Socialistă"**, a apărut în 2005 și a avut parte de reacții entuziaste pe Amazon, iTunes și Google Play/Books (vezi pag. 134-139), vânzările depășind 2.000 de exemplare.

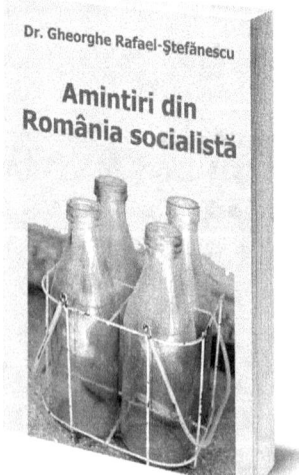

În 2018 a apărut o ediție revizuită și adăugită.